Franz Gum

Motion Management in der Strahlentherapie

Franz Gum

Motion Management in der Strahlentherapie

Entwicklung und Verifikation eines Systems zur atemgetriggerten Bestrahlung in der hochkonformalen Strahlentherapie

Südwestdeutscher Verlag für Hochschulschriften

Impressum / Imprint
Bibliografische Information der Deutschen Nationalbibliothek: Die Deutsche Nationalbibliothek verzeichnet diese Publikation in der Deutschen Nationalbibliografie; detaillierte bibliografische Daten sind im Internet über http://dnb.d-nb.de abrufbar.
Alle in diesem Buch genannten Marken und Produktnamen unterliegen warenzeichen-, marken- oder patentrechtlichem Schutz bzw. sind Warenzeichen oder eingetragene Warenzeichen der jeweiligen Inhaber. Die Wiedergabe von Marken, Produktnamen, Gebrauchsnamen, Handelsnamen, Warenbezeichnungen u.s.w. in diesem Werk berechtigt auch ohne besondere Kennzeichnung nicht zu der Annahme, dass solche Namen im Sinne der Warenzeichen- und Markenschutzgesetzgebung als frei zu betrachten wären und daher von jedermann benutzt werden dürften.

Bibliographic information published by the Deutsche Nationalbibliothek: The Deutsche Nationalbibliothek lists this publication in the Deutsche Nationalbibliografie; detailed bibliographic data are available in the Internet at http://dnb.d-nb.de.
Any brand names and product names mentioned in this book are subject to trademark, brand or patent protection and are trademarks or registered trademarks of their respective holders. The use of brand names, product names, common names, trade names, product descriptions etc. even without a particular marking in this works is in no way to be construed to mean that such names may be regarded as unrestricted in respect of trademark and brand protection legislation and could thus be used by anyone.

Coverbild / Cover image: www.ingimage.com

Verlag / Publisher:
Südwestdeutscher Verlag für Hochschulschriften
ist ein Imprint der / is a trademark of
AV Akademikerverlag GmbH & Co. KG
Heinrich-Böcking-Str. 6-8, 66121 Saarbrücken, Deutschland / Germany
Email: info@svh-verlag.de

Herstellung: siehe letzte Seite /
Printed at: see last page
ISBN: 978-3-8381-3569-4

Zugl. / Approved by: Berlin, Universität, Diss., 2009

Copyright © 2012 AV Akademikerverlag GmbH & Co. KG
Alle Rechte vorbehalten. / All rights reserved. Saarbrücken 2012

Inhaltsverzeichnis

I	**Einleitung**	6
II	**Theoretische Grundlagen**	10
II.1	**Potentielle Fehlerquellen bei der konventionellen Behandlung beweglicher Tumore**	10
II.2	**Stand der Technik**	14
II.2.1	Das Breathing Synchronized Radiotherapy (BSRT) System	14
II.2.2	Das Active Breathing Control (ABC) System	15
II.2.3	Das Real-Time Tumor Tracking System der Hokkaido University Japan	16
II.2.4	Das AccuTrack System	16
II.3	**Stand der Entwicklung des Novalis Body Systems**	18
II.3.1	Der Linearbeschleuniger	18
II.3.2	Das Infrarot Positionier- und Trackingsystem	18
II.3.3	Das Röntgen-Positionierungssystem	19
II.4	**Methoden der Echtzeitdetektion von Atem- und Organbewegungen**	21
II.4.1	Externe Systeme	21
	II.4.1.1 Infrarot reflektierende Marker	21
	II.4.1.2 Respiratory Belt	22
	II.4.1.3 Spirometer	22
II.4.2	Interne Systeme	22
	II.4.2.1 Radioopaque Marker	23
	II.4.2.1.1 Arten von Markern	23
	II.4.2.1.2 Implantationsmethoden	24
	II.4.2.2 Aktive elektromagnetische Marker	26

III	**Methodenentwicklung**	27
III.1	**Anforderungen an ein Gatingsystem**	**27**
III.1.1	Generelle konzeptionelle Anforderungen - Eliminierung der Fehlerquellen der konventionellen Behandlung beweglicher Ziele	27
III.1.2	Anforderungen aus der klinischen Routine	30
III.1.3	Anforderungen durch die gegebene Hardwarekonfiguration	31
III.1.4	Anforderungen durch den Faktor Patient	32
III.2	**Methodische Umsetzung – Entwicklung des Novalis Gatingsystems**	**34**
III.2.1	Systematik	34
III.2.1.1	Detektion und Verarbeitung der Atembewegung	34
III.2.1.2	Röntgenbildtriggerung, -akquirierung und -verarbeitung	35
III.2.1.3	Beschleunigeransteuerung	39
III.2.1.4	Patientenbehandlung	40
III.2.2	Ableitung von Workflow und Userinterface	42
III.2.2.1	System- und Patientenspezifische Einstellungen vor der Gatingbehandlung	42
III.2.2.2	Patientenbehandlung	44
III.3	**Entwicklung eines Gatingphantoms zu Mess- und Verifikationszwecken**	**52**
III.3.1	Anforderungen	52
III.3.1.1	Messung der Beschleunigerlatenz	52
III.3.1.2	Verifikation der Atemkurvenextrapolation	53
III.3.1.3	Verifikation der gegateten Positionierung	53
III.3.1.4	Messung und Verification der Gesamtsystemgenauigkeit	53
III.3.1.5	Messung und Verifikation von 2D und 3D Dosisverteilungen	53
III.3.1.6	Dosiskonstanztest	54
III.3.1.7	Effekt der Hysterese zwischen Atem- und Tumorbewegung	54

III.3.2	Umsetzung	55
	III.3.2.1 Realisierung der Bewegungssimulation	57
	III.3.2.2 Dosiswürfel und Filmeinschub	59
	III.3.2.3 Implantierte Marker	59
III.4	**Messverfahren am Gatingphantom**	**61**
III.4.1	Messvorbereitungen	61
III.4.2	Realisierung der Messanforderungen und -verfahren	61
	III.4.2.1 Messung der Beschleunigerlatenz	61
	III.4.2.2 Verifikation der gegateten Positionierung	62
	III.4.2.3 Messung und Verifikation der Gesamtsystemgenauigkeit	63
	III.4.2.4 Messung von Dosisverteilungen	64
	III.4.2.5 Dosiskonstanztest	65
	III.4.2.6 Verifikation der Atemkurvenextrapolation	66
	III.4.2.7 Effekt der Hysterese zwischen Atem- und Tumorbewegung	66
III.5	**Methoden bei der Patientenbehandlung**	**67**
III.5.1	Das Patientenkollektiv	67
III.5.2	Markerimplantation	69
III.5.3	Computer Tomographie	69
III.5.4	Bestrahlungsplanung	70
III.5.5	Gegatete Behandlung	71
III.5.6	Auswertemethoden von Patientendaten	71
	III.5.6.1 Setup Genauigkeit: Konventionell gegenüber gegatet	72
	III.5.6.2 On-Target Verifikation	72
IV	**Mess- und Behandlungsergebnisse**	**74**
IV.1	**Phantommessungen**	**74**
IV.1.1	Relative Positionierungsgenauigkeit eines beweglichen Zielvolumens	74

IV.1.2 Effekt der Bewegung auf die Dosisverteilung	77
IV.1.3 Effekt des Gatings auf die Absolutdosis	78
IV.1.4 Beschleunigerlatenz	79
IV.1.5 Verifikation der Atemkurvenextrapolation	80
IV.1.6 Gesamtsystemgenauigkeit	81
IV.1.7 Feld- und Planverifikation	84
IV.1.7.1 Feldverifikation	85
IV.1.7.2 Planverifikation	90
IV.2 Patientendaten	**98**
IV.2.1 Das Patientenkollektiv	98
IV.2.2 Patientenatmung	107
IV.2.3 Setup-Genauigkeit: Konventionell gegenüber gegatet	109
IV.2.4 On-Target Verifikation	116
V. Diskussion	**130**
V.1 Abwägender Vergleich der gegateten gegenüber der konventionellen Behandlungsmethodik basierend auf den Patientendaten	**130**
V.1.1 Patienten- und Behandlungsvorbereitung	130
V.1.2 Positionierung	131
V.1.3 Behandlung	132
V.1.4 Diskussion der vorläufigen Behandlungsergebnisse	136
V.1.5 Qualitätssicherung	136
V.2 Indikationen für die gegateten Behandlung	**136**
V.3 Nicht durch Gating kompensierbare Einflussfaktoren auf den Erfolg der Behandlung	**139**
V.4 Systemperformance am Gatingphantom	**140**

V.5	Übertragbarkeit der Ergebnisse der Phantomstudien auf die Patientenbehandlung	141
V.6	Schlussfolgerungen im Hinblick auf Usability-Aspekte	142
VI.	Zusammenfassung	144
VII.	Literaturverzeichnis	147

I Einleitung

Lungenkrebs ist seit 1950 die Krebsart mit den häufigsten Todesfolgen unter Männern. 1987 hat Lungenkrebs Brustkrebs als die Krebsart mit den häufigsten Todesfolgen bei Frauen abgelöst. Lungenkrebs verursacht mehr Krebstote als die in der Häufigkeit nächsten drei Krebsarten zusammen und ist für 28 % aller Krebstoten in den Vereinigten Staaten verantwortlich. Die Überlebensrate über fünf Jahre liegt bei lediglich 15 % [1], [25]. Jedoch deutet vieles darauf hin, dass höhere Dosen zu einer besseren lokalen Tumorkontrolle, sowie zu höheren Überlebenschancen führen. So führt eine Dosiserhöhung um 10 Gray zu einer geschätzten Reduktion des Sterberisikos von 18 % [26]. Mit steigender Dosis steigt jedoch auch das Risiko von Komplikationen in der Lunge. Diese Komplikationen korrelieren mit der mittleren applizierten Lungendosis. Um die Balance zwischen der Wahrscheinlichkeit von Komplikationen und Heilung nicht zu zerstören, muss also bei einer Steigerung der Dosis gleichzeitig das bestrahlte Lungenvolumen reduziert werden. Dies kann jedoch nur durch Reduktion der Sicherheitsmargen der Bestrahlung geschehen.

Bei der strahlentherapeutischen Behandlung von Lungenkrebs existieren zwei Hauptproblemfelder: Das erste Problem betrifft die große Beweglichkeit von Lungentumoren aufgrund von Atmung und Herzschlag. Die Tumorbewegung aufgrund der Atmung kann in cranio-caudaler Richtung bis zu 2,5 cm betragen und eine Gesamtbeweglichkeit von bis zu 3,5 cm zeigen [2], [3], [4], [5], [6]. Tumorbahnen sind oft komplex und haben gewöhnlich eine Phasenverschiebung gegenüber der Bewegung der Brustwand [5], [6]. Zum Zweiten ist die Behandlungszeit deutlich länger als der typische menschliche Atemzyklus. Bei einer Dosisapplikation von 5 Gy ergibt sich bei einer Dosisrate von 6 Gy/Min. eine reine Bestrahlungszeit von 50 Sek. pro Fraktion.

Bislang bestehen während der Behandlung nur unzureichende Möglichkeiten zur Anpassung an die Tumorbewegung. Aufgrunddessen verwendet man einen größeren Strahlquerschnitt, um zu garantieren, dass der Tumor trotz der Atembewegung mit der geplanten Minimaldosis bestrahlt wird. Als Folge des vergrößerten Strahlquerschnitts wird jedoch auch ein großer Anteil Normalgewebes bestrahlt, wodurch es besonders im Lungenbereich zu erhöhten Komplikationen kommen kann. Durch die zunehmende Konformität bei der Bestrahlungsplanung und -applikation sowie dem Trend zu immer höheren Dosen bei gleichzeitig reduzierter Anzahl der Behandlungsfraktionen wird der Wunsch einer der Atmung angepassten Behandlung immer größer.

Konventionelle Bestrahlungsplanungssysteme sowie Linearbeschleuniger sind bis dato nicht in der Lage, die fundamentalen Ungenauigkeiten, die durch das Verwenden statischer CT-Bilddaten entstehen, zu korrigieren. Diese Defizite motivieren die Verwendung eines bildgestützten und bildgesteuerten Patientenpositionierungs- und Verifikationssystems. Mit dessen Hilfe wäre es möglich, eine Tumorlokalisation auch während der Behandlung durchzuführen und damit den Tumor nur dann zu bestrahlen, wenn er sich genau in der Behandlungsposition befindet. Somit könnten die aufgrund der Tumorbewegung hinzugefügten Sicherheitssäume der Bestrahlungsfelder, weitgehend eliminiert werden. Dadurch wiederum ließe sich das Volumen des bestrahlten Normalgewebes signifikant reduzieren, was letztlich zu einer deutlichen Reduktion der Komplikationsrate führen würde [35].

Das im Universitätsklinikum Charité zu installierende Novalis Body System der Firma BrainLAB verfügt über ein röntgen- und infrarotbasierendes Patientenpositionierungssystem, das neben der Patientenpositionierung auch zur Feedback-Information bei der Tumorlokalisation verwendet werden kann. Zwei Röntgenquellen sowie zugehörige Detektoren ermöglichen es, Patientenstrukturen sowie implantierte Marker zur Patientenpositionierung zu nutzen. Dieses Verfahren liefert die Möglichkeit, über die nahezu Echtzeitinformation der Patienten- bzw. Tumorposition die Behandlung atemgetriggert durchzuführen.

Da die Bildqualität von Röntgenbildern relativ schlecht ist, ist es nur möglich Knochenstrukturen oder implantierte Marker zur Tumorlokalisation heranzuziehen.

I. Einleitung

Im Fall von Lungentumoren ist dies wegen der überdeckenden Knochenstruktur besonders problematisch und macht somit eine automatische Detektion des Tumors in Echtzeit nahezu unmöglich. Durch den Einsatz externer, detektierbarer Marker kann dieser Problematik teilweise abgeholfen werden. Die Detektion der Atembewegung über externe Marker und die Korrelation zu implantierten Markern lässt eine Vorhersage der Tumorbewegung bzw. -position auf der Basis der Bewegung der externen Marker zu. Das Novalis Body System erfüllt die entsprechenden Voraussetzungen. Externe, auf der Patientenhaut aufgeklebte infrarot-reflektive Marker können über zwei Infrarotquellen in Echtzeit detektiert und zur Etablierung einer Atemkurve verwendet werden.

Bislang gibt es nur ein kommerziell erhältliches System zur atemgetriggerten Behandlung von der Firma Varian. Dabei wird ein einfacher infrarot-reflektiver Marker auf die Patientenbrust aufgesetzt. Im Simulator- und Beschleunigerraum befindet sich jeweils eine Infrarotkamera die die Markerbewegung detektiert. Bei der routinemäßigen Simulation des Patienten wird mit Hilfe des Simulators eine Korrelation zwischen der Tumorbewegung und der Bewegung des externen Markers hergestellt und damit ein Bestrahlungsfenster für die spätere Behandlung definiert. Während der Behandlung wird dann das mittels der Infrarotkamera im Beschleunigerraum detektierte Signal verwendet, um den Beschleuniger an- und auszuschalten. Dieses System setzt jedoch einige Faktoren voraus, die in der klinischen Realität nicht notwendigerweise zutreffend sind. So wird davon ausgegangen, dass die Korrelation zwischen externer Markerbewegung und Tumorbewegung fest ist. Dies ist jedoch keinesfalls gewährleistet, da die Atmung vielen externen Faktoren unterliegt und keinesfalls als konstant angesehen werden kann. Des weiteren wird angenommen dass sich die Tumorposition zwischen Simulation und Behandlung nicht ändert. Eine derartige Konstanz ist in Realität schon aufgrund des möglichen unterschiedlichen Residualvolumens der Lunge nicht gegeben. Um dieser Problematik beizukommen, muss die Tumorposition vor und während der Behandlung präzise und schnell detektiert und verifiziert werden können. Diese Möglichkeit ist durch das röntgenbasierende Positionierungssystem der Firma BrainLAB gegeben.

Im folgenden werden die Theoretischen Grundlagen und Anforderungen für die Entwicklung eines solchen Gatingsystems gelegt, auf denen die spätere Umsetzung sowie die ersten klinischen Tests basieren.

II Theoretische Grundlagen

II.1 Potentielle Fehlerquellen bei der konventionellen Behandlung beweglicher Tumore

Bei der konventionellen, ungegateten Behandlung von Tumoren, die einer Atembewegung unterliegen, bestehen diverse potentielle Fehlerquellen. Diesen potentiellen Fehlerquellen wird üblicherweise durch einen dementsprechend großen Sicherheitssaum bei der Behandlung Rechnung getragen. Damit soll sichergestellt werden, dass der Tumor die nötige zum Behandlungserfolg führende Dosis appliziert bekommt. Ein Gatingsystem, welches zu einer Behandlungsverbesserung führen soll, muss diese potentiellen Fehlerquellen so effektiv und sicher wie möglich minimieren. Die Fehlerquellen gliedern sich in die folgenden Bereiche:

a) Fehler bei der Bildgebung
b) Fehler bei der Bestrahlungsplanung
c) Fehler bei der Patientenpositionierung
d) Fehler bei der Patientenbestrahlung

Um eine möglichst effektive Behandlung zu erreichen müssen alle Bereiche berücksichtigt werden. Dies ermöglicht die Verringerung der Sicherheitssäume und damit eine Reduktion der Dosis im gesunden Gewebe.

Fehler bei der Bildgebung am Computertomographen (CT) entstehen dadurch, dass die Aufnahmedauer am CT in aller Regel deutlich länger ist, als der durchschnittliche Atemzyklus des Patienten. Dies hat den Effekt, dass die einzelnen Schichtrekonstruktionen des 3D CT-Datensatzes zu unterschiedlichen Zeiten innerhalb des Atemzyklusses erstellt werden und somit ein verzerrtes Bild der Wirklichkeit wiedergeben [13].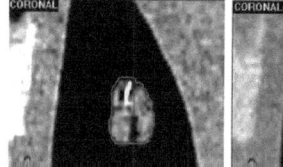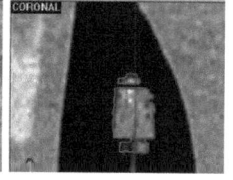

Abb. 1: CT Scan ohne (links) und mit (rechts) Tumorbewegung

Abbildung 1 zeigt zwei CT Aufnahmen eines Gatingphantoms. Das linke Bild zeigt den statischen Zustand ohne Bewegung des Tumors. Das rechte Bild zeigt den gleichen Bildausschnitt, nun jedoch wurde der CT Scan unter Bewegung des Tumors aufgenommen. Der Effekt, den die Bewegung auf die dargestellte Tumorform sowie -größe hat lässt sich deutlich erkennen. Dieses verzerrte Bild wird jedoch als Grundlage für die Bestrahlungsplanung verwendet. Neben der Verzerrung der Tumorform spielt ebenfalls die Verzerrung des umliegenden Gewebes eine bedeutende Rolle. Wird z.B. ein CT Scan vorwiegend in der Einatmphase akquiriert, der Patient aber hauptsächlich in der Ausatmphase, aufgrund der dort längeren Verweildauer behandelt, so erhält ein prozentual größeres Lungenvolumen eine erhöhte Dosis als im Bestrahlungsplan angezeigt. Dies wiederum führt zu einer höheren statistischen Wahrscheinlichkeit von Nebeneffekten. Ferner besteht die Möglichkeit, dass kritische Organe aufgrund der Atembewegung während der Behandlung in den Strahlengang wandern. Dies kann im Bestrahlungsplan, der eine Momentaufnahme darstellt, nicht quantifiziert oder berücksichtigt werden.

Fehler bei der Bestrahlungsplanung entstehen vor allem durch inadäquate Dosisberechnungsalgorithmen. Vergleicht man z.B. einen Pencil Beam oder Clarkson Dosisberechnungsalgorithmus mit dem, momentan als Referenz geltenden Monte Carlo Dosisberechnungsalgorithmus, so zeigt sich, dass der Pencil Beam sowie der Clarkson Algorithmus bei Lungentumoren die Dosis im Bereich des Tumor-Lungenübergangs um ca. 10 bis 20% überschätzen. Als Konsequenz ergibt sich daraus bei der Behandlung eine Unterdosierung dieser Größenordung im Tumorrandbereich.

Der wohl größte Fehler der konventionellen Strahlentherapie bei beweglichen Zielvolumina entsteht jedoch durch die konventionelle Patientenpositionierung auf Hautmarkierungen. Die Hautmarkierung zeigt im Idealfall auf die Position des Tumors, an der er sich zum Zeitpunkt der Momentaufnahme des CT-Scans befand. Die Position des Tumors ändert sich jedoch zum einen interfraktionär ständig aufgrund der Atembewegung, zum anderen ändert der Tumor aber auch seine „Initialposition" von Fraktion zu Fraktion. Diese Änderung der „Initialposition" kann z.B. durch ein geändertes Residualvolumen der Lungen entstehen. Während der ersten Bestrahlung ist der Patient evtl. aufgeregt und verfällt in eine schnelle und unregelmäßige Brustatmung. Aufgrund der schnellen Atmung erhöht sich das Residualvolumen. In nachfolgenden Fraktionen gewöhnt sich der Patient an die Behandlung und atmet ruhiger und tiefer (Bauchatmung) und das Residualvolumen verringert sich. Die damit einhergehende Lageänderung des Tumors kann jedoch bei der konventionellen Patientenpositionierung nicht erkannt bzw. korrigiert werden.

Fehler bei der Behandlung entstehen in erster Linie durch die Atembewegung des Tumors und der umgebenden kritischen Organe. Durch diese Bewegungen kann es vorkommen, dass sich die zu schonenden kritischen Organe in den Strahlengang bewegen. Dies lässt sich in der Planung nicht berücksichtigen, da diese auf einer Momentaufnahme basiert, und somit keine Aussage darüber getroffen werden kann, wie sich die Organe mit der Atembewegung verschieben.

Um ein effektives und effizientes Gatingsystem zu entwickeln, müssen alle oben aufgeführten Fehlerquellen so weit wie möglich eliminiert werden. Betrachtet man den Beispielfall eines Lungentumors, so ist erkennbar in welchem Ausmaß eine gegatete Behandlung gesundes Lungengewebe schonen kann. Im folgenden Beispiel soll der Lungentumor mit einer Gesamtdosis von 65Gy in 8 Fraktionen behandelt werden. Für eine typische konventionelle Behandlung wird ein Sicherheitssaum von 1,5 cm angesetzt. Dieser Sicherheitssaum soll den oben beschriebenen Fehlerquellen Rechnung tragen. Geht man nun davon aus, dass durch eine gegatete Behandlung diese Fehlerquellen deutlich reduziert werden könnten wäre ein verbleibender Sicherheitssaum von 0,5 cm eine realistische Annahme. Abbildung 2 zeigt den Beispielfall für einen statischen Fünffelderplan mit konventionellem und reduzierten Sicherheitssaum.

II. Theoretische Grundlagen

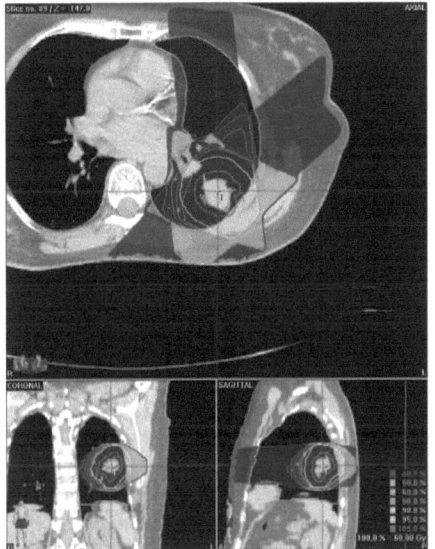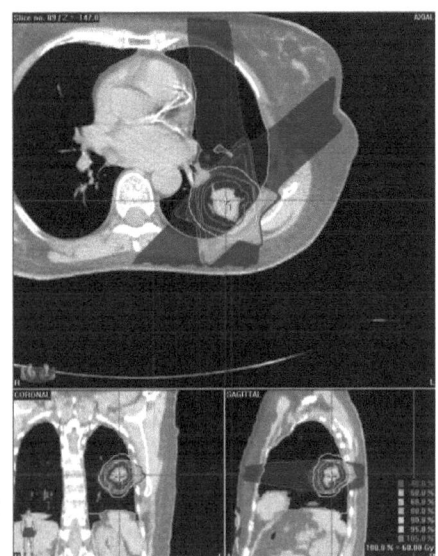

Abb. 2: Links die Dosisverteilung für einen 1,5 cm Sicherheitssaum, rechts der auf 0,5 cm reduzierte Sicherheitssaum.

Das Planungszielvolumen (PTV) verringert sich durch die Sicherheitssaumreduktion von 127,55 cm^3 auf 32,08 cm^3. Das Lungenvolumen des linken Lungenflügels, das eine Dosis größer 20 Gy erhält, wird von 48% auf 27% reduziert. Die Dosis-Volumen-Histogramme (DVH) des linken Lungenflügels sind in Abbildung 3 abgebildet und zeigen deutlich die Größe der möglichen Dosisreduktion.

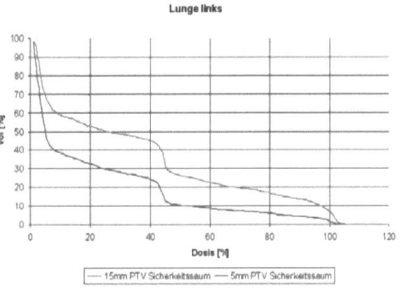

Abb. 3: DVH des linken Lungenflügels für 1,5 cm und 0,5 cm Sicherheitssaum.

II.2 Stand der Technik

Zur Lösung des Problems der atemgetriggerten Behandlung beweglicher Tumore existieren bisher nur wenige, zum Teil unausgereifte Methoden und die wissenschaftliche Entwicklung steckt noch in den Anfängen. Aus diesem Grund findet sich bislang kaum Literatur zu dieser Thematik. Im wesentlichen gibt es vier unterschiedliche Ansätze, die jedoch aufgrund verschiedener systematischer Nachteile keine umfangreiche Verbreitung gefunden haben.

II.2.1 Das Breathing Synchronized Radiotherapy (BSRT) System

Bei dem von der University of California Davis Cancer Center in Zusammenarbeit mit der Firma Varian Medical Systems entwickelten Gatingmodul wird über eine Infrarotkamera die Bewegung eines auf der Patientenbrust platzierten infrarotsichtbaren Markers detektiert. Somit kann eine einfache Atemkurve aufgenommen werden. Während der Patientensimulation wird unter Fluroskopie die Tumorbewegung mit der Bewegung des externen Markers korreliert und somit ein Bestrahlungsfenster auf Basis der detektierten Atembewegung des Patienten etabliert. Während der eigentlichen Behandlung wird dann das über den externen Marker detektierte Atemsignal und das während der Simulation definierte Atemfenster als Referenz für die atemgetriggerte Behandlung verwendet [7], [8], [10], [11].

Der Nachteil dieses Systems ist, dass es auf der Annahme beruht, dass zwischen extern detektierter Atembewegung und Tumorbewegung eine feste Korrelation besteht. Diese Annahme gilt jedoch als keinesfalls gesichert [17], [19]. Allein eine Änderung des Residualvolumens der Lunge - z.B. aufgrund von Nervosität und damit verbundener verstärkter Atemaktivität - kann zu einer völligen Aufhebung der Korrelation führen und in der Folge zu einer Fehlbehandlung des Patienten. Ferner werden zur Patientenpositionierung der Planungs-CT-Datensatz sowie die Simulationsdaten verwendet. Dadurch lassen sich die bekannten Fehlermöglichkeiten bei der Standardstrahlentherapie - wie z.B. eine Verschiebung der Hautmarkierung -

nicht eliminieren. Außerdem kann die eigentliche Position des Tumors für die Positionierung sowie die Behandlung nicht ermittelt werden. Dies ist jedoch eine Grundvoraussetzung, speziell bei der Behandlung kleinvolumiger Lungentumore.

II.2.2 Das Active Breathing Control (ABC) System

Das ABC System ist kein System zur Atemtriggerung im eigentlichen Sinn. Vielmehr kontrolliert und restriktiert es die Atmung des Patienten, wodurch der Tumor in einer bestimmten Position gehalten werden soll. Über zwei Luftflussmessgeräte sowie zwei Ventile kann der Atemfluss des Patienten währen der Ein- und Ausatemphase kontrolliert werden. Der Patient atmet durch ein Mundstück, welches mit dem ABC-System verbunden ist. Das Atemsignal wird kontinuierlich von einem Computer überwacht. Das sich verändernde Lungenvolumen wird in Echtzeit angezeigt. Sobald das Atemsignal des Patienten konstant ist, werden zu einer definierten Phase im Atemsignal beide Ventile geschlossen, und der Patient wird in dieser Atemphase gehalten. Die Breath-holdzeiten liegen zwischen 15 und 40 Sekunden [10], [11].

Neben der äußerst unangenehmen Prozedur der Atemrestriktierung für den Patienten weist das System weitere offensichtliche Nachteile auf. Zusätzlich zur Behandlung muss auch der Planungs-CT-Datensatz unter Einsatz des ABC-Systems akquiriert werden, um den Patienten in eine reproduzierbare Position bei der Behandlung zu bringen. Die Patientenpositionierung erfolgt jedoch auf konventionelle Art mittels Simulation. Das bedeutet, dass das ABC-System auch während der Simulation zum Einsatz kommen muss, um Fehler durch eine Falschpositionierung auf eine andere Atemphase zu vermeiden. Nicht eliminiert werden die grundsätzlichen Positionierungsungenauigkeiten der Standardstrahlentherapie, wie eine Verschiebung der Hautmarker zur Positionierung. Des weiteren kann die eigentliche Position des Tumors für die Positionierung sowie Behandlung nicht ermittelt werden.

II.2.3 Das Real-Time Tumor Tracking System der Hokkaido University Japan

Dieses kommerziell nicht erhältliche System ist eines der am weitesten entwickelten Gating Systeme. Das System besteht aus vier Sets Röntgenfluoroskopiedetektoren und kV-Röntgenquellen. Zwei Sets bieten dabei immer einen uneingeschränkten Blick auf den Patienten, unabhängig von der Gantrystellung. Das System erkennt die Position eines implantierten 2 mm Goldmarkers mit einer Bildfrequenz von 30 Bildern pro Sekunde. Man implantiert Marker in den oder nahe den Tumor. Der Linearbeschleuniger wird so getriggert, dass nur dann bestrahlt wird, wenn sich der Marker innerhalb eines gewissen Toleranzbereichs um die geplante Markerposition relativ zum Isozentrum befindet.

Phantomstudien zeigen eine geometrische Genauigkeit von mindestens 1,5 mm für ein Target, das sich mit einer Geschwindigkeit von nicht mehr als 4 cm pro Sek. bewegt [12]. Die zusätzliche, durch die Fluoroskopie während der Behandlung applizierte Dosis hängt stark von der prozentualen Größe des Gatingfensters ab, liegt aber im Bereich von 1% der applizierten Gesamtdosis der Behandlung [12], [13], [14], [15]. Das System ist das derzeit am weitesten entwickelte Gatingsystem, allerdings nur für den Betrieb mit Mitsubishi Linearbeschleunigern, welche jedoch nicht mehr produziert werden. Aufgrund des sehr großen baulichen Aufwands sowie der hohen Kosten ist es jedoch nur in sehr wenigen Institutionen in Japan im Einsatz. Als Nachteil muss die hohe applizierte Dosis durch die Fluroskopieaufnahmen während der Behandlung gesehen werden.

II.2.4 Das AccuTrack System

Das AccuTrack System, entwickelt von der Stanford University School of Medicine in Zusammenarbeit mit der Firma Accuray, ist Teil des Cyberknife Systems. Dieses besteht aus einem 6 MV Mini-Linearbeschleuniger, der auf einem Industrieroboter montiert ist sowie einem orthogonalen Röntgenbildgebungssystem. Das AccuTrac-System verwendet ein Infrarot-LED-Trackingsystem zur Erfassung der Atembewegung des Patienten, welches zur Anpassung der Einstrahlrichtung des

Linacs an die Atembewegung genutzt wird. Zusätzlich muss ein Marker in den Tumor implantiert sein. Vor der Behandlung wird die LED am Patienten angebracht. Nach der Patientenpositionierung macht man mehrere Paare Röntgenaufnahmen, um die Position des implantierten Markers zu verschiedenen Zeitpunkten im Atemzyklus bestimmen zu können. Mit dieser Information lässt sich die Korrelation zwischen internem und externem Marker herstellen. Während der Behandlung folgt der Roboter der zu erwartenden Trajektorie des Tumors auf Basis der Positionsinformation des externen LED-Markers und der ermittelten Korrelation zum implantierten Marker. Zudem werden gelegentlich Röntgenbilder zur Verifikation der Konsistenz der Relation zwischen internem und externem Marker gemacht [16]. Die Hauptproblematik besteht darin, dass Tumorbahnen im Vergleich zur Bewegung der Brustwand äußerst komplex sind und einer nicht konstanten räumlichen, sowie auch Phasenbeziehung unterliegen. Dies wäre jedoch eine nötige Voraussetzung um der Tumorbewegung mit Bestimmtheit folgen zu können [9]. Das AccuTrack-System ist von seiner Kernidee durchaus mit dem zu entwickelnden System vergleichbar. Der Hauptunterschied ist folgender: Im Falle des Cyberknife folgt der Roboter der Trajektorie des Tumors, während bei dem zu entwickelnden System der Linearbeschleuniger abhängig von der Tumorposition ein- bzw. ausgeschaltet wird. Dadurch vermeidet man das Problem, einer komplexen Tumorbewegung folgen zu müssen.

Das Cyberknife AccuTrack-System befindet sich noch in der Weiterentwicklung, wird jedoch schon von einigen Institutionen zur Lungentumorbehandlung eingesetzt.

II.3 Stand der Entwicklung des Novalis Body Systems

Im Zuge des Dissertationsprojekts gilt es, auf Basis eines bereits klinisch eingesetzten Patienten-Positionierungssystems ein System zur atemgetriggerten Bestrahlung (Gatingsystem) zu entwickeln und zu verifizieren. Das am Universitätsklinikum Charité installierte Novalis System der Firma BrainLAB ist eines der zur Zeit am weitesten entwickelten Systeme für die hochkonformale kranielle stereotaktische Radiochirurgie und Radiotherapie.

II.3.1 Der Linearbeschleuniger

Bei der Beschleunigereinheit des Novalis Systems handelt es sich um einen modifizierten Varian 600 Photonenbeschleuniger mit einer Photonenenergie von 6 MV und einer maximalen Dosisrate von 800 cGy/Min. Anstelle des konventionell verbauten Multileafkollimators (MLC) mit einer Leafbreite von 1 cm ist der BrainLAB m3 Micro-Multileafkollimator (mMLC) mit Leafbreiten von 3, 4,5 und 5,5 mm mit einer maximalen Feldgröße von 10 cm x 10 cm integriert, was die Bestrahlung kleinvolumiger Tumore mit hoher Konformalität erlaubt. Aufgrund des durch den mMLC reduzierten Gewichts im Beschleunigerkopf werden mit dem Novalissystem Isozentrumsgenauigkeiten von 0,5 - 0,75 mm erreicht.

II.3.2 Das Infrarot Positionier- und Trackingsystem

Ähnlich dem bekannten Verfahren der kraniellen stereotaktischen Behandlung, bei welcher man den Kopf fixiert und in eine stereotaktische Box zur Lokalisierung eingebringt, werden zur Positionierung extrakranieller Indikationen mittels des Infrarot Positionierungssystem infrarot (IR) reflektierende Marker auf der Haut des Patienten angeklebt. Diese Marker werden im Planungs-CT des Patienten softwaretechnisch erkannt und lokalisiert. Dadurch ergibt sich eine Korrelation der Markerpositionen mit dem Behandlungsisozentrum im Tumor. Eine IR-Kamera am Novalis-System erkennt in der Folge die Position der am Patienten angebrachten IR-

Marker und berechnet auf Basis der bekannten Korrelation von Marker zu Behandlungsisozentrum die erforderliche Verschiebung des Patienten, um bei einer Positionierung eine Übereinstimmung zwischen Behandlungsisozentrum und Beschleunigerisozentrum sicherzustellen. Die Position der einzelnen IR-Marker kann in Echtzeit detektiert werden und somit nicht nur zur Patientenpositionierung, sondern auch zum Verfolgen einer möglichen Patientenbewegung oder auch der Atembewegung genutzt werden.

II.3.3 Das Röntgen-Positionierungssystem

Mittels eines röntgenbasierten Positionierungssystems kann das Novalis System nun auch zur hochpräzisen Behandlung sich nicht bewegender extrakranieller Indikationen benutzt werden. Die zwei Infrarotkameras detektieren in Echtzeit die Positionen mehrerer externer, auf der Patientenhaut angebrachter IR-Marker. Mit Hilfe dieser externen Marker und der Information, wo diese Marker im dreidimensionalen Behandlungsraum lokalisiert sein müssen, damit sich der Tumor im Behandlungsisozentrum befindet, wird der Patient automatisch vorpositioniert. Die Patientenpositionierung auf Basis externer Marker birgt jedoch Fehlerquellen. So kann es z. B. durch eine Haut- und damit Markerverschiebung oder durch eine Zielvolumenverschiebung aufgrund von Organbeweglichkeit zu Ungenauigkeiten in der Behandlung kommen. Die einzige Möglichkeit diese potentiellen Fehlerquellen zu eliminieren, ist das Zielvolumen oder nahe zum Zielvolumen räumlich fixe Strukturen als Referenz zur Positionierung zu verwenden. Dazu müssen diese Strukturen jedoch visualisiert werden. Zwei Röntgenquellen sowie zugehörige Detektoren ermöglichen es, Patientenknochenstrukturen sowie implantierte Marker zur Patientenpositionierung zu nutzen. In Abbildung 4 ist das Novalis System inklusive Röntgenpositioniersystem und einer Darstellung der Röntgenstrahltrajektorien dargestellt.

Da Röntgenbilder nur Strukturen hoher Dichte wiedergeben, ist es nicht möglich Weichteilgewebe zur Tumorlokalisation heranzuziehen. Aus diesem Grund kann bei der Behandlung von Tumoren, die sich in keiner festen räumlichen Beziehung zu den umgebenden Knochenstrukturen befinden ein implantierter Marker als Referenz verwendet werden. Der Patient wird also mittels der externen Marker vorpositioniert.

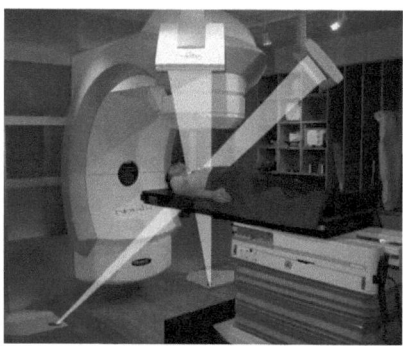

Abb. 4: Novalis Body System mit Andeutung der Röntgenstrahltrajektorien

Zur Feinpositionierung werden zwei Röntgenaufnahmen geschossen und mittels einer automatischen Bildfusion mit den Daten aus dem als Referenz dienenden Planungs-CT Datensatz verglichen. Daraus kann die, zur korrekten Patientenpositionierung nötige Patientenverschiebung errechnet werden. Nach der Feinkorrektur der Patientenposition auf Basis der Röntgenaufnahmen ist der Patient bereit zur Behandlung.

II.4 Methoden der Echtzeitdetektion von Atem- und Organbewegungen

Grundlage eines jeglichen atemgesteuerten Behandlungssystems ist die Detektion von Atem- und Organ- bzw. Tumorbewegung. Diese Detektion sollte idealerweise in nahezu Echtzeit geschehen, da die Vorhersage bzw. Vorausberechnung von Atem- und Organ- bzw. Tumorbewegung aufgrund statistischer Daten oder in der nahen Vergangenheit akquirierter Atem- oder Organbewegungskurven äußerst ungenau bzw. oft gar nicht möglich ist. Da eine vollkommene Echtzeitdetektion und -verarbeitung der Atem- und Organbewegung jedoch nicht möglich ist, muss die immer vorliegende Systemlatenz maximal reduziert werden. Nur dadurch lassen sich Fehler, die durch die Signalvorausberechnung entstehen minimieren. Zur Detektion von Atem- und Organbewegung stehen verschiedene Ansätze zur Verfügung.

II.4.1 Externe Systeme
Unter externen Systemen versteht man Systeme, die ausschließlich die externe Atembewegung detektieren.

II.4.1.1 Infrarot-reflektierende Marker
Die dem ursprünglichen Infrarot-Positioniersystems beim Novalis zugrundeliegende Idee war, infrarot-reflektierende Marker auf der Patientenoberfläche mittels Infrarotkameras zu erkennen und daraus die korrekte Behandlungsposition auf Basis des Planungs-CTs abzuleiten. Für eine korrekte Applikation ist es jedoch nötig die Infrarotmarker in Körperregionen aufzubringen, die nach Möglichkeit weder von Atembewegung noch von Hautverschiebung betroffen sind. Da das Infrarotsystem die Marker in quasi Echtzeit erkennt, ist es jedoch möglich durch Anbringung der Marker in Körperregionen, die eine starke Atembeweglichkeit zeigen, ein Detektionssystem zur Erkennung der Atembewegung zu entwickeln. Vorteil dieses Systems ist, dass durch die Infrarotmarker keine Beeinflussung oder Veränderung der Patientenatmung

verursacht wird. Dies ist besonders bei Lungentumorpatienten, die oft ein eingeschränktes Atemvermögen besitzen, wichtig.

II.4.1.2 Respiratory Belt

Der Respiratory Belt besteht in erster Linie aus einem in einen elastischen Riemen integrierten piezoelektrischen Gerät, das linear auf eine Längenänderung des Riemens reagiert. Damit kann, wenn der Riemen um den Brustkorb des Patienten gelegt wird, die Veränderung in der Ausdehnung des Brustkorbes aufgrund der Atmung gemessen werden. Diese verwendet man dann als Atemsignal. Der Vorteil des Systems liegt im einfachen Aufbau. Ein Nachteil ist die Einschränkung der bei Lungentumorpatienten ohnehin oft schon limitierten Atemfähigkeit durch den Atemwiederstand, der durch den elastischen Riemen entsteht. Darüber hinaus ist es nicht möglich, eine Veränderung der Atmung - etwa von Brust- zu Bauchatmung - festzustellen.

II.4.1.3 Spirometer

Mittels eines Spirometers ist es möglich den Atemluftfluss zu messen und diesen in ein Signal umzuwandeln. Dieses Signal korreliert idealerweise direkt mit der Atembewegung. Vorteil des Spirometers ist die Möglichkeit den Atemfluss bei einem bestimmten Lungenvolumen zu stoppen und somit für eine gewisse Zeit einen Atemstillstand zu erzeugen. Während dieser Zeit ist davon auszugehen, dass sich der Tumor nicht bewegt und der Patient behandelt werden kann. Nachteil dieser Methode ist jedoch, dass sie aufgrund des Atemwiederstandes des Spirometers sowie des erzwungenen Atemstillstandes nur bei Patienten mit einer normalen Lungenfunktion angewendet werden kann. Dies trifft jedoch auf die wenigsten Lungentumorpatienten zu.

II.4.2 Interne Systeme

Unter internen Systemen versteht man Systeme, die ausschließlich die Organ- bzw. Tumorbewegung detektieren.

II.4.2.1 Radioopaque Marker

Da mittels kV- und MV-Röntgenaufnahmen nur Knochenstrukturen, jedoch kein Weichteilgewebe dargestellt werden können, ist es nötig, radioopaque Marker in den Tumor zu implantieren, die dann anstelle des eigentlichen Tumors zur Lokalisation verwendet werden. Voraussetzung dafür ist das Wissen, in welchem räumlichen Verhältnis sich der implantierte Marker zum Tumor- bzw. Behandlungsisozentrum befindet.

II.4.2.1.1 Arten von Markern

Als Markermaterial wird aufgrund seiner hohen Dichte und guten Verträglichkeit in der Regel Gold verwendet. Die Unterschiede der einzelnen Markerarten liegen in erster Linie in der Form und Implantationsmethode. Es werden Kugelmarker, Zylindermarker und Spiralmarker verwendet.

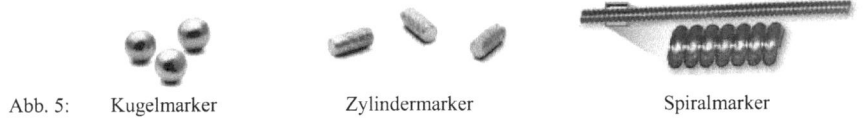

Abb. 5:   Kugelmarker   Zylindermarker   Spiralmarker

Kugelmarker verwendet man hauptsächlich zur Implantation in Knochen. Für die Implantation in Weichteilgewebe werden sie aufgrund ihrer Tendenz zu migrieren nur äußerst selten herangezogen. Zylindermarker dagegen werden oft bei Weichteilen verwendet, da sie eine speziell aufgeraute Oberfläche haben, um Migration zu verhindern. Spiralmarker besitzen eine gewisse „Federspannung", wodurch sie sich regelrecht im zu implantierenden Gewebe festkrallen und eine Migration verhindert wird. Darüber hinaus haben sie einen sehr geringen Querschnitt. Dies ermöglicht die Verwendung schmaler Implantationsnadeln, was wiederum bei einer Lungenimplantation von Vorteil ist.

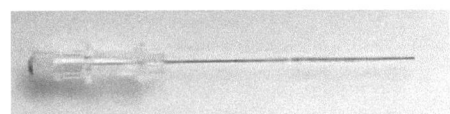

Abb. 6: Beispiel einer Implantationsnadel für einen Spiralmarker

II.4.2.1.2 Implantationsmethoden

Um einen Marker korrekt zu implantieren, ist es unumgänglich während des Implantationsvorgangs zu jeder Zeit die genaue Position des Tumors sowie des zu implantierenden Markers zu kennen. Aus diesem Grund wird ein System zur Echtzeitvisualisierung von Tumor und Marker mit genügend hoher räumlicher Auflösung benötigt.

Ultraschall

Ähnlich der Implantation von Seeds bei der Brachytherapy kann Ultraschall auch zur Implantation von Goldmarkern verwendet werden. Die fehlende Exposition durch ionisierenden Strahlen, die breite Verfügbarkeit, die schnelle mobile Einsatzmöglichkeit und die multiplanare Darstellung sind wesentliche Vorteile des Ultraschalls. Einschränkungen existieren allerdings in der Nachbarschaft gashaltiger oder knöcherner Strukturen. Die Implantation funktioniert somit nur im Fall von Lebertumoren, da die Rippenbögen sowie die Luft in den Lungen eine Verwendung bei Lungentumoren ausschließen. Bei der Markerimplantation im Fall von Lebertumoren ist es zudem oftmals nicht möglich, aufgrund der schlechten Ultraschallbildqualität den eigentlichen Tumor zu visualisieren, sondern nur die gesamte Leber. Aus diesem Grund hängt es von der Erfahrung des implantierenden Arztes ab, den Marker so nahe wie möglich am Tumorisozentrum zu platzieren. Da die Echtzeitdarstellung ohnehin ein sonographisches Standardverfahren ist (B-mode), ist die Durchführung von Interventionen unter Echtzeitdarstellung ohne Qualitätsverlust - wie er in der CT und MRT verglichen mit den diagnostischen Bildern auftritt - möglich.

CT – Fluoroskopie

Eine Möglichkeit zur Markerimplantation bei Lungentumoren ist die CT-Fluoroskopie. Die CT ist neben dem Ultraschall das Standardwerkzeug für die navigierten radiologischen Interventionen. Vorteile sind die dreidimensionale

Darstellung, die breite Verfügbarkeit von Computertomographen, der im Vergleich zur MRT deutlich bessere Zugang zum Patienten sowie die fehlende Limitation bezüglich der elektromagnetischen Wechselwirkungen zwischen Bildgebungsmodalität und Interventionssystem. Es besteht die Möglichkeit zur Echtzeitvisualisierung einer Intervention (CT – Durchleuchtung/Fluoroskopie). Fluoroskopie ist als Röntgen-, CT- und MR-Durchleuchtung verfügbar. Die kontinuierliche Echtzeit-Darstellung während der Intervention ermöglicht ein räumlich exaktes Vorgehen auch unter anatomisch schwierigen Verhältnissen. Die CT-Fluoroskopie erlaubt als intermittierende oder kontinuierliche Durchleuchtung die Darstellung des (röntgendichten) Interventionsinstruments in Bezug auf den zu erreichenden Zielort. Die Vorteile wurden durch die Einführung der Multidetektor-CT-Scanner (MDCT) nochmals gesteigert, da deren Einsatz die Darstellung einer größeren Umgebung in kraniokaudaler Richtung in mehreren parallelen Schichten ermöglicht. Dies führt durch die Darstellung des Interventionsinstruments auch in der Patientenlängsachse zu einer Erleichterung der Prozedur. Die CT-Fluoroskopie stellt jedoch eine im Vergleich zur CT ohne Fluoroskopie nicht unerhebliche Quelle für die Strahlenexposition insbesondere des Untersuchers dar.

Interbronchial – Das superDimension/Bronchus System™
Mit der elektromagnetischen Navigation des superDimension/Bronchus Systems™ steht eine neue Technologie zur Verfügung, die es erlaubt, pulmonale Läsionen endoskopisch anzusteuern und nicht nur zytologisches und histologisches Material zur Diagnostik zu entnehmen, sondern auch radioopaque Marker im Tumor zu implantieren.
Das superDimension/Bronchus System™ ist ein bildgestütztes Lokalisierungssystem, das entwickelt wurde, um bronchoskopische Interventionsinstrumente zu vorbestimmten Punkten innerhalb der Bronchien zu führen. Das System bedient sich dabei dreier unterschiedlicher Technologien um die Navigation der Interventionsinstrumente innerhalb der Lungen in Echtzeit zu ermöglichen. Die erste

Komponente ist die Planungssoftware, auf der - basierend auf einem CT-Datensatz - der Eingriff geplant wird. Die zweite Komponente ist die 8-fach steuerbare Sonde, die einen Positionssensor beinhaltet und mittels derer durch die endobronchialen Verästellungen navigiert werden kann. Die dritte Komponente ist ein elektromagnetisches Detektionssystem für den Positionssensor. Dieses ist mit einem Computer verbunden, wodurch die Planungs-CT-Daten des Patienten mit der aktuellen Position des Sensors referenziert werden. Somit kann nach der Lokalisation anhand des Planungs-CTs die Sonde an den gewünschten Ort navigiert werden.

II.4.2.2 Aktive elektromagnetische Marker

Anstelle von passiven radioopaquen Markern und deren Detektion über Röntgenbilder gibt es ein System von Calypso Medical, bei dem die Positionen implantierter, aktiver elektromagnetischer Transponder (Marker) über einen externen Detektor in Echtzeit lokalisiert werden können. Vorteil dieses Systems ist neben der hohen räumlichen Auflösung und der Echtzeitfähigkeit vor allem das Auskommen ohne jegliche ionisierende Strahlung zur Detektion der Position der Marker. Großer Nachteil ist die Größe der Transponder von momentan 1,85 mm x 8 mm, was einen Einsatz bei Lungentumoren aufgrund der hohen Gefahr eines Pneumothorax bei der Implantation verhindert.

III Methodenentwicklung

III.1 Anforderungen an ein Gatingsystem

Bei der Entwicklung eines Gatingsystems gilt es diverse Anforderungen zu erfüllen. Diese umfassen zum einen generelle konzeptionelle Anforderungen an ein Gatingsystem, Anforderungen aus der technischen Machbarkeit bezogen auf das Grundkonzept des Novalis Body Systems sowie Anforderungen aus der klinischen Routine sowie vom Patienten selbst.

III.1.1 Generelle konzeptionelle Anforderungen - Eliminierung der Fehlerquellen bzw. Unsicherheiten der konventionellen Behandlung beweglicher Ziele

Bei der konventionellen, ungegateten Behandlung beweglicher Tumore kann man die Fehlerquellen prinzipiell in drei Bereiche aufteilen:

a) Fehler, die durch die konventionelle Bildgebung entstehen
b) Fehler, die aufgrund der konventionellen Patientenpositionierung
c) Fehler, die durch die konventionelle Dosisapplikation verursacht werden

Zu a) Obwohl die Bildgebung als unabhängiger Teil des eigentlichen Gatingsystems zu betrachten ist, muss man sie berücksichtigen, um eine möglichst präzise gegatete Behandlung realisieren zu können. Bei einer konventionellen CT-Aufnahme werden sog. Schichtbilder vom Patienten erzeugt. Nach jeder Schicht wird der Patient automatisch um einen, vorher definierten Wert im 90° Winkel zur Schichtaufnahme verschoben, und es wird die nächste Schichtaufnahme erzeugt. Dies wird so lange wiederholt bis der zu scannende Bereich abgedeckt ist. Augrund dieser Schichteinzelaufnahmetechnik und der Atembewegung befindet der Patient sich während der einzelnen Aufnahmen in unterschiedlichen Zeitpunkten seiner Atemphase. Dies wiederum bedeutet, dass der am Ende zusammengesetzte CT-Datensatz aus Schichten besteht die alle zu unterschiedlichen Zeitpunkten in der

Atemphase akquiriert wurden. In der Konsequenz ergibt sich eine, je nach Beweglichkeit der Organe falsche Darstellung. Diese falsche Darstellung führt folglich zu einer Dosisplanung, die eine falsche Organform und -position zur Grundlage hat und somit auch eine Fehlpositionierung des Patienten zur Folge hat.

Um diesen Effekt zu minimieren, gibt es im wesentlichen drei Ansätze:

1) „Breath-hold" CT-Aufnahme

Bei dieser Methode muss der Patient während des CT-Scans die Luft anhalten. Dies sollte dabei in der selben Atemlage geschehen wie die spätere Behandlung, um eine Fehlplanung zu vermeiden. Diese Methode funktioniert nur bei hinreichend schnellen CTs sowie einer Patientenkonstitution, die ein Luftanhalten erlaubt. Die Breath-hold CT-Aufnahmetechnik wurde zur Bildakquirierung der Daten des in dieser Arbeit noch vorzustellenden Patientenkollektivs verwendet, da keine der noch vorzustellenden anderen Möglichkeit gegeben war.

2) Schnelle "multi-slice helical CTs"

Die neueste Generation von CTs erlaubt die simultane Aufnahme von derzeit maximal 64 Schichten mit einer sehr hohen Rotationsgeschwindigkeit der Röntgenröhre des CTs. Der Patient wird dabei nicht Schicht für Schicht verschoben sondern fährt sozusagen kontinuierlich durch den CT. Die Aufnahme erfolgt also nicht mehr in Schichten, sondern in einer Helix. Auf diese Art und Weise können große Bereiche in sehr kurzer Zeit gescannt werden. Dies führt zu einer Verringerung der Atemartefakte in der Aufnahme.

3) 4D-CT

Bei einigen modernen CTs besteht die Möglichkeit viele Schichtaufnahmen über eine gewisse Zeitdauer zu akquirieren und diese danach nach definierten Atemlagen zu sortieren (das sog. „Binning"). Damit erhält man also eine vorher definierte Anzahl von CT-Datensätzen, wobei jeder Datensatz eine andere Atemlage abbildet. Man erhält nicht nur mehrere nahezu bewegungsartefaktfreie Bilddatensätze, sondern zusätzlich für die Planung der gegateten Behandlung sehr nützliche Informationen über Art und Ausmaß der Organbewegung.

Zu b) Eine konventionelle Patientenpositionierung berücksichtigt generell keine Atembewegung. Positioniert wird auf eine Zielposition hin, die entweder über einen stereotaktischen Ansatz aus dem Planungs-CT-Datensatz stammt, oder durch konventionelle Simulation entstanden ist. Dadurch entstandene Fehler sowie die Organbewegung aufgrund der Atmung müssen während der Behandlungsplanung durch das eigentliche Zielvolumen umschließende Sicherheitssäume berücksichtigt werden. Dies führt wie in Kapitel II.1 bereits dargestellt zu beträchtlichen Dosen im umliegenden gesunden Gewebe. Der konventionelle Setup berücksichtig darüber hinaus weder eine mögliche Verschiebung des Zielvolumens vom Zeitpunkt der Bildgebung zum Zeitpunkt der Behandlungen noch zwischen den Behandlungen. Eine Verschiebung des gesamten Zielvolumens kann zum Beispiel durch ein verändertes Residualvolumen der Lunge aufgrund von Nervosität oder eine veränderte Füllung des Magen-Darmtrakts hervorgerufen werden. Eine effektive gegatete Behandlung muss also das Zielvolumen so positionieren, dass es sich zum Zeitpunkt der Behandlung im Isozentrum des Beschleunigers befindet und alle, oben genannten Fehlerquelles ausschließen. Das heißt, aus der konventionellen dreidimensionalen Patientenpositionierung muss eine vierdimensionale Positionierung werden, die als vierte Dimension die Atemlage des Patienten und die Tumorposition innerhalb dieser Atemlage berücksichtigt. Daraus ergibt sich als Anforderung die Detektierung der Atembewegung in Echtzeit, sowie Idealerweise die Detektierung der Tumorposition in Echtzeit. Falls eine dauerhafte Tumordetektion in Echtzeit nicht möglich ist, muss auf jeden Fall die Tumorposition mit der Atembewegung korreliert werden, um daraus eine Aussage über eine voraussichtliche Tumorposition machen zu können, die dann je nach Bedarf verifiziert werden kann.

Zu c) Durch die Bewegung des Zielvolumens sowie der umgebenden Regionen kommt es zu einer „Verwischung" der applizierten Dosis im Vergleich zum Behandlungsplan. Des weiteren können kritische Organe durch die Atembewegung in den Strahlengang hinein-, oder der Tumor - trotz der Verwendung von Sicherheitssäumen aus dem Strahlengang herauswandern. Ersteres kann zu unerwarteten Nebeneffekten führen, da die Bestrahlung von kritischen Organen im Bestrahlungsplan evtl. nicht ersichtlich war. Zweiteres führt zur Unterdosierung und damit einer unzureichenden Tumorkontrolle sowie einem unbefriedigenden Behandlungsausgang.

III.1.2 Anforderungen aus der klinischen Routine

Die Anforderungen, die sich aus einem geplanten Routinebetrieb des Gatingsystems ergeben, betreffen in erster Linie die Benutzerfreundlichkeit, Behandlungszeit, Sicherheit, Qualitätssicherung und die Datenarchivierung.

Das System muss vom Klinikpersonal nach Schulung und Einarbeitungszeit sicher am Patienten eingesetzt werden können. Zu Schulungszwecken empfiehlt es sich, passende Phantome zur Simulation eines Patienten zu entwickeln. Das Userinterface der Steuerungssoftware soll einfach und intuitiv zu handhaben sein und alle relevanten Informationen anzeigen, ohne verwirrend zu wirken. Der geplante Workflow muss zu jeder Zeit klar ersichtlich sein, jedoch gleichzeitig eine größtmögliche Flexibilität und Adaptivität für die speziellen Anforderungen des einzelnen Patienten bieten. Die Behandlungszeit soll durch intuitive und einfache Benutzung minimiert werden, um konventionelle Behandlungsintervalle bei einem späteren routinemäßigen Einsatz beibehalten zu können.

Das Sicherheitssystem muss Fehlbehandlungen durch falsche Systembenutzung oder Systemfehler unmöglich machen. Dies bedeutet beispielsweise, dass kritische Benutzereingaben immer vom Benutzer nochmalig bestätigt werden müssen, bevor sie wirksam werden. Ferner deaktiviert das System im Fall eines Systemfehlers unter allen Umständen den Behandlungsstrahl.

Ein solches System zur hochpräzisen Behandlung von beweglichen Zielen stellt auch neue Herausforderungen für die Qualitätssicherung dar. Konventionelles, im Krankenhaus vorhandenes Messequipment zur Qualitätssicherung ist für die speziellen Anforderungen der Verifikation eines Gatingsystems nicht oder nur sehr unzureichend geeignet. Es müssen neue Messverfahren und -methoden entwickelt werden, die den speziellen Anforderungen genügen. Diese müssen auch zur routinemäßigen Verifikation geeignet sein, ohne die personelle Situation des Krankenhauses zu sehr zu beanspruchen. Daraus ergibt sich die Konzeption spezieller, besonders auf den Faktor Tumor- und Atembewegung abgezielter Methoden und die Umsetzung in dedizierten Messphantomen.

Besonders bei neuen Behandlungsformen spielt die Datenevaluierung nach der Behandlung eine wichtige Rolle, um die qualitative Veränderung sowie die Systemperformance gegenüber einer konventionellen Behandlung nachweisen zu können. Dazu müssen vom System relevante Daten abgelegt und dem Benutzer zugänglich gemacht werden.

III.1.3 Anforderungen durch die gegebene Hardwarekonfiguration

Da das Gatingsystem auf der bestehenden, nicht veränderten Hard- und Softwareplattform des Novalis Body Systems fußt, ergeben sich dadurch gewisse Anforderungen und Limitationen. Das Novalis Body System ist nicht in der Lage, Fluoroskopieaufnahmen zu erstellen. Folglich ist es nicht möglich, die Bewegung des Zielobjekts direkt zu verfolgen. Das würde zum einen die sicherste und einfachste Methode darstellen, wäre zum anderen aber auch mit einer nicht zu vernachlässigenden Dosisexposition durch weiche Röntgenstrahlung verbunden. Aus diesem Grund muss zur Detektion der Atembewegung auf das Infrarot-Trackingsystem des Novalis zurück gegriffen werden. Dieses wird dazu so modifiziert, dass es zusätzlich zu der reinen Ortsinformation der einzelnen IR-Marker eine gemittelte und gewichtete Atemkurve ausgibt. Die Atembewegung korreliert man dann mit der Zielvolumensbewegung. Die Korrelation geschieht über einzelne Röntgenaufnahmen, die zu vom Benutzer vordefinierten Zeitpunkten während des Atemzyklus des Patienten akquiriert werden. Da das Novalis System nur einen Röntgengenerator besitzt, können nicht simultan mit beiden Quellen Röntgenbilder geschossen werden. Die Bilder müssen nacheinander und durch Umschalten der Quellen akquiriert werden. Zusätzlich besitzen die Röntgenquellen eine gewisse Latenzzeit, die zum Heizen der Quelle benötigt wird. Dies hat zur Folge, dass das Atemsignal des Patienten um genau diese Latenzzeit in die Zukunft extrapoliert werden muss, um dann zum vorgegebenen Zeitpunkt die Röntgenaufnahme auszulösen. Daraus ergibt sich jedoch eine potentielle Fehlerquelle, da Atemkurven meist nur eine geringe absolute Konsistenz aufweisen und dadurch näherungsweise nur durch Polynome zweiten oder höheren Grades extrapoliert werden können. Das gleiche Problem stellt sich bei der Ansteuerung des Beschleunigers, der ebenfalls eine Latenzzeit von Signaleingang bis zum Beam-on aufweist. Generell muss das Gatingsystem, um eine sichere und korrekte Behandlung sicherzustellen, an den Beschleuniger angebunden bzw. in dessen Steuerung und Sicherheitssystem integriert sein. Dies ist für das normale Novalis Body System nicht der Fall. Dort agieren Beschleuniger und Positioniersystem noch unabhängig voneinander.

III.1.4 Anforderungen durch den Faktor Patient
Eine nicht zu vernachlässigende Systemanforderung entsteht durch den Patienten selbst und kann auf den einfachen Fakt gebracht werden, dass der Patient mit dem System behandelbar sein muss. Dies ist nicht zu gewährleisten, wenn der Patient die Behandlungsanforderungen nicht erfüllt. Ein Beispiel hierzu wäre die Detektion der Atemkurve über ein Luftflussmessgerät. Durch dieses System entsteht ein Atemwiderstand für den Patienten. Kann der Patient diesen Atemwiderstand nicht überwinden z.B. aufgrund einer eingeschränkten Lungenfunktion, so kann das System nicht eingesetzt werden. Das ideale Gatingsystem stellt demzufolge keinerlei Anforderungen an den Patienten.
Eine weitere Anforderung durch den Patienten ist die Behandlungszeit. Überschreitet diese die konventionelle Behandlungszeit deutlich, kann dies zu Lagerungsproblemen am Patienten führen, was wiederum Einfluss auf die Genauigkeit des Systems bzw. der Behandlung haben kann. Darüber hinaus reduziert eine längere Behandlungszeit

auch immer den Patientendurchsatz der Klinik und damit deren Effizienz und Wirtschaftlichkeit.

III.2 Methodische Umsetzung - Entwicklung des Novalis Gatingsystems

Obwohl dieser Abschnitt schon zu den Ergebnissen der Arbeit gehört, wird er zur Erleichterung des Verständnisses der restlichen Arbeit bereits an dieser Stelle dargestellt.

III.2.1 Systematik

Das Novalis Gatingsystem wurde basierend auf dem bereits existierenden Infrarot- und Röntgenpositioniersystem ExacTrac X-Ray 6D des Novalis Body Systems als zusätzliches Modul entwickelt.

Das ExacTrac-System besteht aus einem Infrarot-Positionier- und Trackingsystem sowie einem Röntgenpositioniersystem. Zwei IR-Kameras detektieren IR-reflektierende Marker auf der Patientenhaut. Zwei im Behandlungsraumboden versenkte Röntgenquellen sowie zwei an der Decke montierte aSi-Flachbilddetektoren ermöglichen eine stereoskopische Röntgenbildgebung des Patienten.

III.2.1.1 Detektion und Verarbeitung der Atembewegung

Bei der konventionellen Positionierung mittels des ExacTrac Systems wird das IR-System nur zur Vorpositionierung und zur Patientenpositionsüberwachung während der Behandlung verwendet. Das Röntgenpositioniersystem dient der Feinpositionierung basierend auf Knochenstrukturen oder implantierten Markern. Bei der Entwicklung des Gatingsystems wurde die Funktionalität des IR-Systems deutlich erweitert. Neben der Vorpositionierung wird über das IR-System nun auch die Patientenatmung detektiert. Aus diesem Grund müssen - im Gegensatz zu einer nicht gegateten Behandlung - die IR-Marker in Körperbereichen angebracht werden, die eine möglichst große Atembewegung zeigen. Dies sind in der Regel der untere Rippenbogen und der Bauchbereich. Um die Detektion der Atembewegung realisieren zu können, ist eine feste Referenz gegenüber den sich bewegenden IR-Markern nötig. Hierfür wurde der bereits existierende Referenzstern von BrainLAB verwendet. Da er eine feste, dem System bekannte Geometrie der angebrachten IR-reflektierenden Marker aufweist, kann er vom System erkannt und von den am Patienten angebrachten IR-Markern unterschieden werden. Die Bewegung der Patienten-IR-Marker gegenüber dieser festen Referenz wird detektiert und über die Zeit aufgetragen. Da nicht immer alle IR-Marker ein ausreichend gutes Signal liefern, sind mindestens vier IR-Marker nötig, um ein verlässliches Atemsignal zu bekommen. Ist die Atembewegung z.B. an der Stelle des Markers sehr gering, kann diese durch andere Effekte wie Systemrauschen etc. stark beeinflusst werden und zur Ausgabe eines falschen Atemsignals führen. Aus diesem

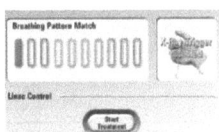

Abb. 7: Breathing Pattern Match Indicator

Grund werden die Signale der einzelnen Marker auf ihre Qualität - wie Größe der Amplitude und Rauschverhältnis - hin analysiert und dementsprechend gewichtet, bevor sie zu einem Atemsignal kombiniert werden. Bei der Verwendung mehrerer Marker ist es darüber hinaus möglich, eine Veränderung der Patientenatmung - wie z.B. den Wechsel von Brust zu Bauchatmung - zu detektieren. Dazu wird die Trajektorie der einzelnen Marker während des Setup aufgezeichnet, gemittelt und mit der aktuellen Trajektorie verglichen. Zeigt die Bewegungsbahn eine deutliche Abweichung von der, während des Setups aufgezeichneten Bewegungsbahn, kann dies detektiert werden. Die Konstanz der Bewegungsbahn wird über den sogenannten „Breathing Pattern Match Indicator" (Abbildung 7) angezeigt und kann auch zur automatischen Abschaltung des Behandlungsstrahls verwendet werden, wenn der Wert ein vom Benutzer definiertes Maximum der Abweichung vom Mittelwert überschreitet.

III.2.1.2 Röntgenbildtriggerung, -akquirierung und -verarbeitung

Für die Röntgenbildakquirierung ist es beim gegateten Setup nötig, die Aufnahmen zu einem oder mehreren vom Benutzer definierten Zeitpunkten in der Atemkurve des Patienten zu schießen. Dabei muss berücksichtigt werden, dass das Röntgensystem eine Latenz zwischen Auslösung, eigentlichem Schuss und Auslesen der Flatpanels hat. Der Röntgengenerator hat eine Auslöseverzögerung von 20 Millisekunden und die Auslesezeit der Flatpanel beträgt 135 Millisekunden. Limitierender Faktor ist allerdings dass die Flatpanel nicht auf Befehl sondern kontinuierlich alle 150 Millisekunden ausgelesen werden. Damit muss also mit einer Röntgenlatenz von 150 Millisekunden gerechnet werden. Das bedeutet, um zur richtigen Zeit zu schießen, muss der Schuss um die 150 Millisekunden Latenzzeit früher ausgelöst werden. Dazu ist es erforderlich, die Atemkurve auf der die Schussauslösung basiert, um die Zeit der Latenz vorausberechnen zu können. Da die realen Atemkurven aber weder in Phase, Amplitude noch in ihrer gesamten Form konstant sind, ist dies nur sehr näherungsweise möglich. Um die Abweichungen möglichst gering zu halten, wurden verschiedene Methoden evaluiert. Für die Vorausberechnung wird eine bestimmte Anzahl der letzten Messpunkte der realen Atemkurve verwendet. Durch diese Messpunkte wird eine Gerade oder ein Polynom n-ten Grades gefittet. Durch diesen Fit wird die reale Atemkurve sozusagen in die Zukunft verlängert und die Systemlatenz kann kompensiert werden. Die Qualität der Vorausberechnung hängt in erster Linie von der Anzahl der letzten Messpunkte der Atemkurve ab, die für den Fit verwendet wurden. Ferner ist die Art der Kurve, die gefittet wird, von Bedeutung. Abbildung 8 zeigt beispielhaft den Ausschnitt einer Atemkurve mit der Überlagerung verschiedener vorausberechneter Kurven. Die Vorausberechnungszeit beträgt dabei 150 ms, was im Bereich der Röntgen- und Beschleunigerlatenz liegt. Die Anzahl der Messwerte für die Vorausberechnung ist fünf. Man vergleicht einen linearen Fit sowie Polynome ersten, zweiten und dritten Grades.

III. Methodenentwicklung

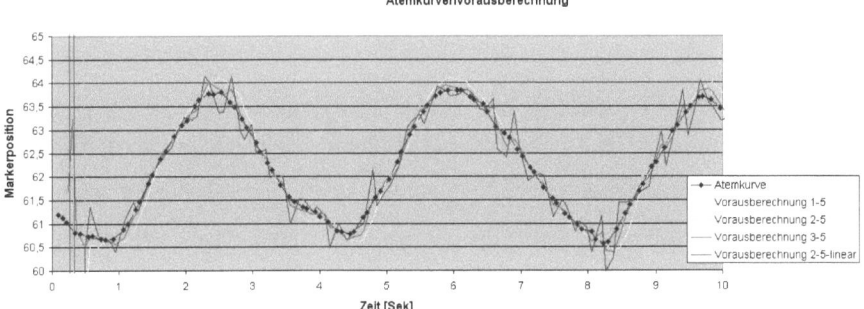

Abb. 8: Atemkurvenvorausberechnung für 150 ms basierend auf den letzten fünf Messwerten und linearem Fit (2-5-linear) bzw. Fit eines Polynoms ersten (1-5), zweiten (2-5) und dritten (3-5) Grades

Abbildung 9 zeigt darüber hinaus die Abhängigkeit der Vorausberechnung von der Anzahl der für den Fit verwendeten Messwerte. Es werden vier, fünf und zehn Messwerte bei Verwendung eines Polynoms zweiten Grades für die Vorausberechnung verglichen.

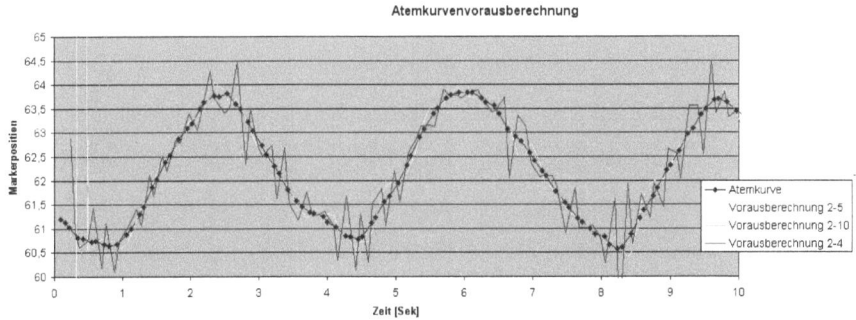

Abb. 9: Atemkurvenvorausberechnung für 150 ms, basierend auf den letzten vier (2-4), fünf (2-5) und zehn (2-10) Messwerten der Atemkurve bei Verwendung eines Polynoms zweiten Grades

Die vorausberechnete Kurve für fünf verwendete Messwerte sowie den Fit eines Polynoms zweiten Grades liefert die geringsten Abweichungen von der echten Atemkurve. Daher wird diese Methode der Vorausberechnung zur Latenzkorrektur des Novalis Gatingsystems verwendet. Die Zeit der zu korrigierenden Latenz kann im System für Röntgensystem und Linearbeschleuniger separat eingestellt werden.

III. Methodenentwicklung

Man kann also nun Röntgenbilder zu vom Benutzer definierten Zeitpunkten während der Atemphase akquirieren. Dies ist erforderlich, da die IR-Positionierung keine Information über den wahren Ort des Tumors gibt und somit nur eine Vorpositionierung darstellt. Die Tumorposition kann sich gegenüber der Position der externen IR-Marker aufgrund einer Veränderung des Lungenresidualvolumens oder der Atemlage verschieben. Über die Röntgenaufnahmen lässt sich die genaue Position des Tumors zu den vom Benutzer definierten Röntgenbildaufnahmezeitpunkten während der Atemkurve erkennen und für die Positionierung und Behandlung verwenden. Es muss mindesten jeweils eine Röntgenaufnahme pro Röntgenquelle gemacht werden, und zwar zu dem Zeitpunkt in der Atemphase, zu der das Behandlungsisozentrum im Beschleunigerisozentrum sein soll. Dieser Zeitpunkt, der mit dem Durchlaufen einer Atemphase immer wieder kehrt wir von nun an „Gating Reference Level" genannt.

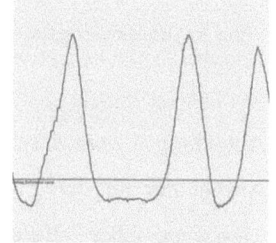

Abb. 10: Atemkurve und Gating Reference Level

Abbildung 10 zeigt eine Atemkurve sowie den Gating Reference Level. Am Schnittpunkt werden die Röntgenbilder geschossen.

Da Tumorgewebe im Röntgenbild nicht oder nur sehr unzureichend erkannt werden kann, ist die Verwendung von im Tumor implantierten Markern zur Tumorlokalisation unverzichtbar. Am besten eignen sich Spiralmarker, da diese bei korrekter Implantation nicht migrieren. Es kann aber auch jede andere Art Marker verwendet werden, solange dieser im Röntgenbild sichtbar ist. Die implantierten Marker müssen im Planungs-CT-Scan vor der ersten Behandlung des Patienten definiert werden. Ist dies geschehen, kennt das System die Position des implantierten Markers und damit des Tumors in Relation zu den externen IR-Markern und zum Isozentrum der Behandlungsplanung. Diese Markerposition lässt sich dann in die akquirierten Röntgenbilder einblenden. Durch Verschieben der angezeigten Markersollposition zur Markeristposition in den Röntgenbildern errechnet man die Abweichung. Diese Abweichung gibt die Patientenverschiebung an, die nötig ist, damit sich das Behandlungsisozentrum beim Kreuzen der Atemkurve mit dem Gating Reference Level im Beschleunigerisozentrum befindet.

Neben der Definition des Gating Reference Levels hat der Benutzer die Möglichkeit weitere Bildgebungsebenen (Additional Imaging Levels) zu definieren. Abbildung 11 zeigt wiederum eine Atemkurve mit dem Gating Reference Level und zwei Additional Imaging Levels. Die roten Kreise markieren die Schnittpunkte, an denen Röntgenbilder akquiriert werden.

Die Additional Imaging Levels dienen dazu, die Tumorbeweglichkeit in Abhängigkeit von der Atmung zu evaluieren und daraus eine Aussage über die Größe des möglichen anzuwendenden Bestrahlungsfensters (Gating Window) zu treffen. Das Gatingsystem berechnet den dreidimensionalen Versatz des Tumors vom Gating Reference Level zum jeweiligen Additional Imaging Level und zeigt diesen bei der Definition des Gating Windows an.

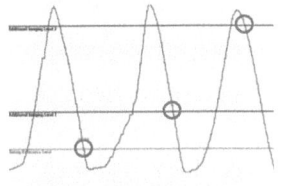

Abb. 11: Atemkurve, Gating Reference Level und Additional Imaging Levels

Während der Behandlung ist es möglich, zu Verifikationszwecken Röntgenbilder am Gating Reference Level zu machen. An den Verifikationsbildern erkennt man, ob die Relation der externen zu internen Marker-/Tumorbewegung noch stimmt, und sich der Tumor bei Durchgang durch den Gating Reference Level noch im Beschleunigerisozentrum befindet. Dies ist von entscheidender Bedeutung, da sich während der Behandlung die Patientenatmung und damit die Relation ändern kann und dadurch eine Neupositionierung des Patienten erforderlich wird.

III.2.1.3 Beschleunigeransteuerung

Da der Linearbeschleuniger bei einer gegateten Behandlung - im Gegensatz zur konventionellen Behandlung - vom Gatingsystem und nicht allein vom Bedienpersonal angesteuert werden muss, ist ein Interface zwischen den beiden System, das eine sichere und schnelle Ansteuerung ermöglicht unerlässlich. Der Novalisbeschleuniger besitzt bereits ein passendes Interface, über das ein Beam-on-off Signal eingespeist werden kann. Das Interface ist im wesentlichen identisch mit den sog. „Interrupt Interfaces", wie sie auch beim Betrieb von dynamischen MLC Behandlungen benutzt werden. Stimmt während der Behandlung eine Leafbewegung nicht mit der geplanten Bewegung überein (Leaf z.b. zu langsam), wird über ein Interrupt-Signal der Behandlungsstrahl so lange abgeschaltet, bis die Leafpositionen wieder mit den geplanten Positionen übereinstimmen. Im Falle des Gatings bekommt der Beschleuniger ein Interrupt Signal wenn die Atemkurve das Gating Window (Bereich der Atemphase während dessen die Bestrahlung erfolgt) verlässt. Dieses Signal wird bei erneutem Eintritt in das Gating Window in der nächsten Atemphase wieder deaktiviert und der Behandlungsstrahl so aktiviert.

III.2.1.4 Patientenbehandlung

Nach der Akquirierung und Auswertung der Röntgenaufnahmen für die Positionierung wird der berechnete Positionierungsfehler über eine automatische Couchansteuerung korrigiert. Das Tumor-/Behandlungsisozentrum sollte nun bei Durchgang der Atemkurve durch den Gating Reference Level genau im Beschleunigerisozentrum liegen. Im nächsten Schritt muss

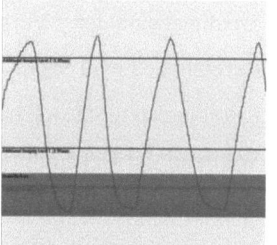

Abb. 12: Atemkurve mit Gating Window

vom Benutzer das Gating Window definiert werden. Abbildung 12 zeigt eine Atemkurve mit Gating Reference Level, Additional Imaging Levels und bereits definiertem Gating Window (blauer Streifen) während der maximalen Exhalationsphase. Das Gating Window wird immer um den Gating Reference Level gelegt, d.h. es muss schon bei der Definition des Gating Reference Levels entschieden werden, während welcher Atemphase (z.B. maximale Inhalation oder Exhalation) behandelt werden soll. Die Größe des Gating Windows muss vom Benutzer festgelegt werden. Die Entscheidung über die Größe hängt von verschiedenen Faktoren ab. Die wichtigsten sind der bei der Planung verwendete Sicherheitssaum sowie die Beweglichkeit des Tumors aufgrund der Atmung, die über die Additional Imaging Levels herausgefunden werden kann. Das Gating Window sollte so groß gewählt werden, dass sich der Tumor während der Bestrahlung mit Sicherheit nicht aus dem Gating Window heraus bewegt. Demzufolge wird die Behandlung mit kleiner werdendem Gating Window immer präziser, da sich damit auch die Tumorbewegung innerhalb des Gating Windows verkleinert. Demgegenüber steht jedoch die zunehmende Behandlungszeit. Beträgt das Gating Window z.B. nur 10 % eines Atemzyklusses, verlängert sich die Behandlungszeit auf das zehnfache einer ungegateten Behandlung.

Während der Behandlung können zu jeder Zeit Verifikationsröntgenaufnahmen am Gating Reference Level geschossen werden. Da der Patient nie absolut gleichmäßig atmet, und die Relation von externer IR-Markerbewegung zu Tumorbewegung nur innerhalb gewisser Toleranzen konstant ist, wird die Position des implantierten Markers auf den Verifikationsröntgenaufnahmen mehr oder weniger von der erwarteten Position abweichen. Diese Toleranzen müssen ebenfalls bereits bei der Definition des Gating Windows berücksichtigt werden. Der Benutzer kann sich einen Toleranzwert für die maximal zulässige Markerpositionsabweichung definieren und diesen in den Verifikationsröntgenbildern anzeigen lassen. Liegt die Markerposition außerhalb dieses Toleranzwerts, sollte der Patient neu positioniert werden.

III.2.2 Ableitung von Workflow und Userinterface

Im folgenden wird das entwickelte Gatingsystem am Beispiel eines virtuellen Behandlungsdurchlaufs anhand von Software Screenshots erklärt.

III.2.2.1 System- und patientenspezifische Einstellungen vor der Gatingbehandlung

In den Settings lassen sich diverse behandlungsrelevante Einstellungen tätigen.

Pattern Match Auto Cut Off enabled:
Ist dies aktiviert, so wird bei einer Veränderung der Patientenatmung (z.B. Übergang von Brust- zu Bauchatmung) der Behandlungsstrahl deaktiviert, sobald der Indikator den roten Bereich erreicht.

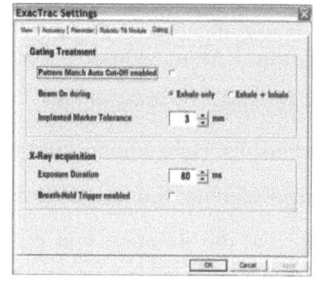

Abb. 13: ExacTrac Settings

Beam On during Exhale only / Exhale + Inhale:
Hier kann entschieden werden, ob nur während der Ausatemphase oder während Ausatem- und Einatemphase behandelt werden soll. Bei Beschränkung auf die Ausatemphase kann der Effekt, der durch die Hysterese zwischen Atem- und Tumorbewegung entsteht, minimiert werden.

Implanted Marker Tolerance:
Diese Einstellung bestimmt die erlaubte Toleranz zwischen Marker-Soll- und Marker-Ist-Position in den Verifikationsröntgenbilder. Die Toleranz wird als Kreis um die Marker-Soll-Position

III. Methodenentwicklung

in den Verifikationsröntgenbildern eingeblendet.

Exposure Duration: Angabe über die Belichtungszeit der Röntgenbilder. Sie wird in die Röntgensystemlatenz miteingerechnet.

Vor einer Patientenbehandlung muss der implantierte Marker im CT-Set definiert werden. Diese Sollposition wird später in den Setup Röntgenbildern eingeblendet und zur Berechnung der korrekten Behandlungsposition verwendet.

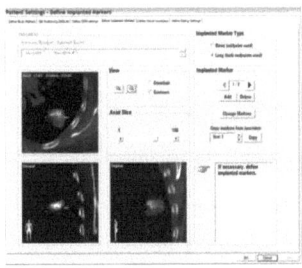

Abb. 14: Patient Settings

Gating Reference Level: Er definiert, in welchem Bereich der Atemphase der Gating Reference Level vom System positioniert wird. 0 % entspricht maximaler Exhalation, 100 % entsprechen maximaler Inhalation.

Beam-on Area: Hier kann die Größe des Gating Windows vordefiniert werden. Eine Anpassung beider Einstellungen ist auch später noch möglich.

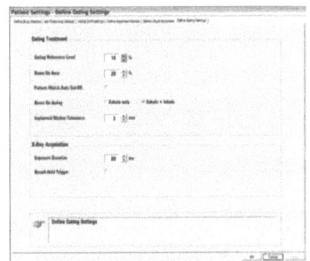

Abb.15: Patient Settings II

III.2.2.2 Patientenbehandlung

Nach dem Laden der Patientendaten kann, für den Fall, dass der Patient mehrere Tumore hat, das für diese Behandlung korrekte Isozentrum gewählt werden.

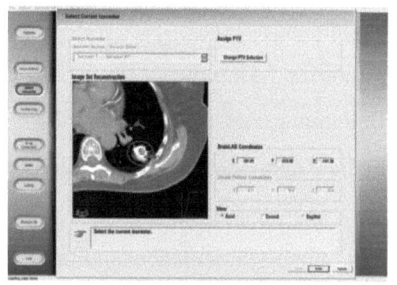

Abb.16: Patientenisozentrum

Der Patient wird auf dem Behandlungstisch platziert, und die IR-Marker auf ihre auf der Patientenhaut klebenden Sockel aufgesteckt. Danach wird der Referenzstern an der Behandlungstischreling angeschraubt und so eingestellt, dass er keinen der am Patienten angebrachten IR-Marker vor den IR-Kameras verdeckt.

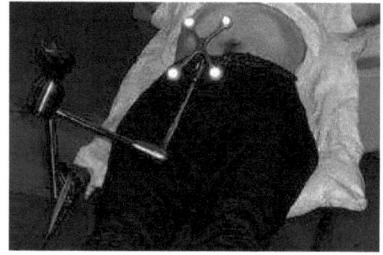

Abb. 17: Referenzstern

Infrarotmodul zur Vorpositionierung des Patienten: Eingeblendet sind eine Frontal- und eine Seitenansicht mit DRR-Rekonstruktionen des Patienten sowie die IR-Marker Ist- und Soll-Position. Die korrekte Vorpositionierung geschieht automatisch durch Drücken des Freigabeknopfes am Handsteuergerät des Beschleunigers. Ist der Patient korrekt vorpositioniert, zeigen alle Positionsindikatorbalken einen Wert sehr nahe Null und es erscheint das „OK-Zeichen"

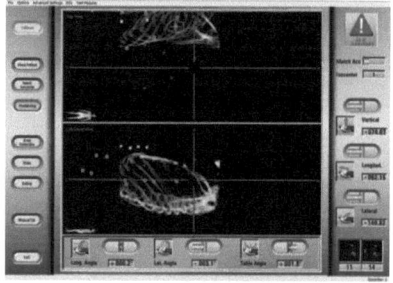

Abb. 18: Infrarotmodul zur Vorpositionierung

im rechten oberen Bereich des Bildschirms.

Die erste Seite des Gating-Assistenten zeigt im linken oberen Bereich eine Videoansicht des Patienten. Im unteren Bereich des Bildschirms ist eine rekonstruierte Horizontal- und Lateralansicht der IR-Marker abgebildet, wie sie von den Infrarot-Kameras gesichtet werden. Ist der Referenzstern korrekt angebracht, und werden alle IR-Marker richtig erkannt, wird vom System die Atemkurve des Patienten detektiert und analysiert und der Gating Reference Level platziert. Im Fall einer nicht korrekten Detektion, muss der Referenzstern repositioniert und der gesamte Prozess neu gestartet werden.

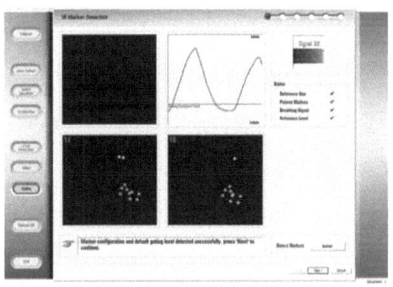

Abb.19: Gating Assistent

Auf der zweiten Seite des Gating-Assistenten wird der Gating-Reference-Level bestimmt. Der Gating-Reference-Level ist das Atemniveau, bei dem man plant den Patienten zu behandeln. Der obere Bereich des Graphen entspricht der Einatemphase, der untere Teil ist der Ausatembereich.
Bei der Bestimmung des Gating-Reference-Levels muss eine mögliche Atemdrift berücksichtigt werden. Während der Behandlungsdauer kann sich die durchschnittliche Atemlage des Patienten

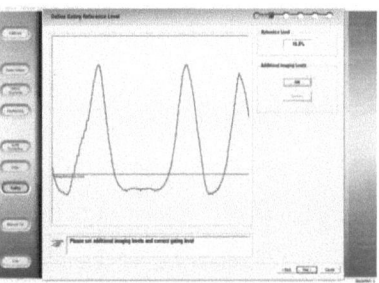

Abb. 20: Platzierung des Gating-Reference-Levels

ändern. Falls sich die Atmung des Patienten in Richtung tieferer Einatmung verändert, erreicht die Kurve möglicherweise nicht mehr den Gating-Reference-Level, so dass die Behandlung nicht fortgesetzt werden kann. Daher wird empfohlen, den Gating-Reference-Level nicht unter 10 % zu setzen. Zur Beschreibung eines Atmungspegels gilt die folgende Konvention:

- 0 % entspricht dem Ende der Ausatmung,
- 100 % entspricht dem Ende der Einatmung.

Zusätzlich zum Gating-Reference-Level können nun die Additional Imaging Levels platziert werden, um die Größe der Tumorbewegung mit der Atmung zu detektieren.

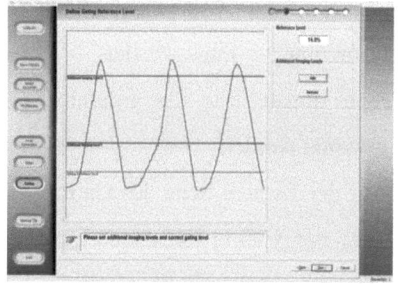

Abb. 21: Platzierung der Additional Imaging Levels

Aufnahme des ersten Röntgenbildes am Gating Reference Level. Deutlich erkennbar sind der Lungenflügel und der implantierte Spiralmarker.

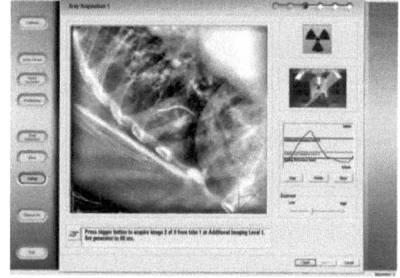

Abb. 22: Aufnahme 1 Gating Ref. Level

III. Methodenentwicklung

Aufnahme des ersten Röntgenbildes am ersten Additional Imaging Level.

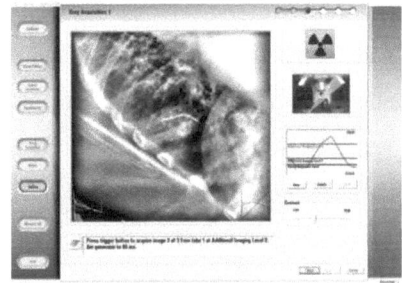

Abb. 23: Aufnahme 1 Add. Img. Level 1

Aufnahme des ersten Röntgenbildes am zweiten Additional Imaging Level.

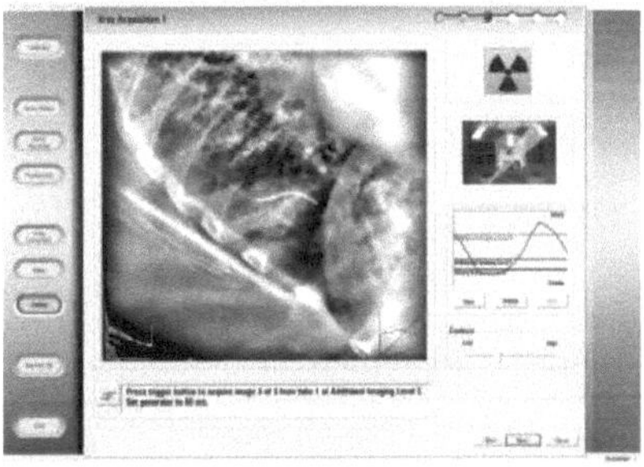

Abb. 24: Aufnahme 1 Add. Img. Level 2

Aufnahme des zweiten Röntgenbildes am Gating-Reference-Level und Aufnahme des jeweils zweiten Röntgenbildes am ersten und zweiten Additional Imaging Level (nur ein Beispielbild).

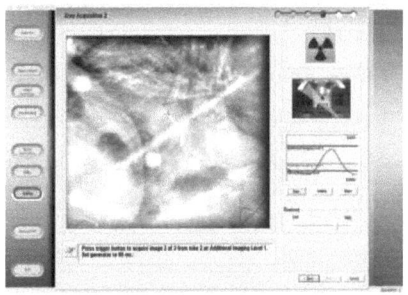

Abb. 25: Aufnahme 2 Gating Ref. Level

Dialog zur Definition des implantierten Markers in den Röntgenbildern des Gating-Reference-Levels. In grün erkennbar ist die Soll-Position der als Einzelmarker definierten Markerenden des Spiralmarkers. Die Ist-Position weist nach der IR-Vorpositionierung also noch eine deutliche Abweichung von der

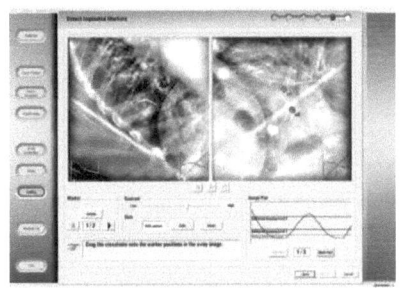

Abb. 26: Vor Definition der impl. Marker

Soll-Position auf.

Die Ist-Position der Marker kann über eine automatische Markerdetektion oder eine manuelle Markerverschiebung erkannt bzw. definiert werden. Die grün gekennzeichneten Markerendpositionen aus dem CT-Scan liegen nun auf den wahren Markerenden der Röntgenbilder. Der identische Vorgang wird für die Additional Imaging Levels wiederholt.

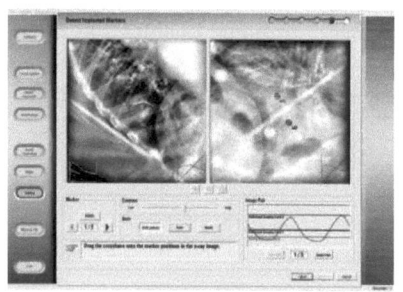

Abb. 27: Implantierte Marker definiert

Ist der implantierte Marker in allen Imaging Levels definiert, berechnet das System die nötige Patientenverschiebung für eine korrekte gegatete Positionierung (Bildausschnitt unten rechts) sowie die Tumorbewegung vom Gating Reference Level zum jeweiligen Additional Imaging Level (Bildausschnitt mitte-rechts). Mit dieser Information wird die Größe des Gating Windows (blauer Balken) definiert. Die prozentuale Größe wird im Bildausschnitt oben rechts angezeigt.

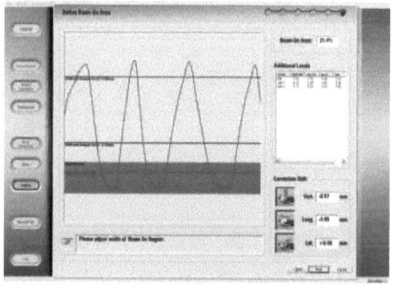

Abb. 28: Berechnung der Patientenverschiebung und Definition des Gating Windows

III. Methodenentwicklung

Im Behandlungsfenster werden alle während der Behandlung relevanten Information angezeigt.

Oben links: Atemkurve und Gating Window.

Oben recht: Breathing Pattern Match

Mitte: Verifikationröntgenbilder

Rechts: IR-Patientenpositionsüberwachung

Über den „Start Treatment"-Knopf wird die gegatete Behandlung freigegeben und muss nur noch am Beschleuniger aktiviert werden.

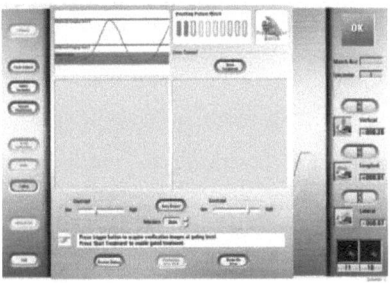

Abb. 29: Behandlungsfenster

Der Behandlungsstrahl wird automatisch aktiviert, sobald die Atemkurve in das Gating Window eintritt, und deaktiviert, wenn sie wieder austritt. Über das Strahlungssymbol plus „Beam Enabled" wird der aktive Behandlungsstrahl angezeigt. Es können zu jeder Zeit Röntgenverifikationsbilder geschossen werden, welche dann in der Bildschirmmitte angezeigt werden. Eingeblendet werden an der erwarteten Markerposition Kreise mit der Implanted Marker Tolerance als Radius. Somit kann schnell evaluiert werden, ob sich die Markerposition im Verifikationsröntgenbild innerhalb der Toleranz um die erwartete Markerposition befindet. Ist dies nicht der Fall, kann über „Determine New Shift" aus

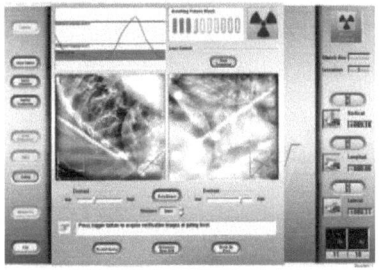

Abb. 30: Behandlungsfenster mit zwei Verifikationsröntgenbildern

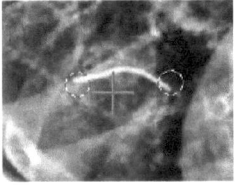

Abb. 31: Marker-Soll- und Marker-Ist-Position

III. Methodenentwicklung

den letzten beiden Verifikationsbildern eine neue Patientenverschiebung berechnet und appliziert werden, so dass der Patient wieder korrekt positioniert ist. Sollte die Patientenatmung eine starke Drift aufweisen, ohne dass sich die Lage des Tumors verändert kann über die „Beam-On Area" die Größe des Gating Windows gegebenenfalls verändert bzw. angepasst werden, ohne den Patienten neu positionieren zu müssen. Sollte der Fall auftreten, dass die gegatete Behandlung neu gestartet werden muss, so wird dies über „Restart Gating" erreicht. Dies kann nötig sein, falls sich der Patient während der Behandlung bewegt hat, und aufgrund dessen keine korrekte Atemkurve mehr detektiert werden kann.

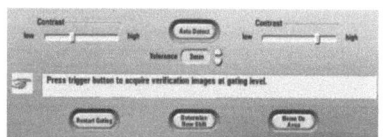

Abb. 32: Optionsmenü während der Behandlung

Bei der Entwicklung des Workflows und des Userinterfaces standen die einfache und intuitive Benutzbarkeit, bestmögliche Flexibilität und Sicherheit an erster Stelle. Die im Vergleich hohe Komplexität einer gegateten Behandlung sowie die große Abhängigkeit vom Verhalten des Patienten machen es unumgänglich, auf jede Situation möglichst flexibel zu reagieren, um die Behandlung so präzise und so schnell wie möglich zu komplettieren. Darüber hinaus ist es dennoch unerlässlich, das System äußerst gewissenhaft zu bedienen. Die hohe Abhängigkeit vom Verhalten des Patienten bedingt ein aufmerksames und gut geschultes Bedienpersonal, da es durch die potentiell gesteigerte Behandlungspräzision und die dadurch reduzierten Sicherheitsmargen bei einer falschen oder unpräzisen Behandlung zu einer ungenügenden Dosisapplikation im Tumor kommen kann. Die Funktionalität sowie das Userinterface wurden in Zusammenarbeit mit Bedienpersonal, Ärzten und Physikern während der Entwicklung stetig verbessert und den Bedürfnissen angepasst.

III.3 Entwicklung eines Gatingphantoms zu Mess- und Verifikationszwecken

Für die Entwicklung, Tests, Verifikation, Qualitätssicherung bei Installation und Routinebetrieb sowie Schulung des Benutzerpersonals eines dynamischen Systems wie das des Gatingsystems ist es erforderlich, speziell auf die dynamischen Anforderungen des Systems zugeschnittene, ebenfalls dynamische Mess- und Testverfahren zu entwickeln.

III.3.1 Anforderungen

Ein dynamisches Mess- und Simulationssystem sollte Idealerweise die realen Gegebenheiten bei einer Patientenbehandlung und somit den Patienten selbst simulieren. Dies bedeutet, dass zwei unterschiedliche Formen der Bewegung realisiert werden müssen; die Atembewegung des Patienten sowie die Tumorbewegung selbst. Da diese Bewegungen nicht notwendigerweise in einer festen Abhängigkeit zueinander stehen, müssen auch die Bewegungen des zu entwickelnden Messphantoms unabhängig voneinander geregelt werden können. Basierend auf dieser Grundvoraussetzung der Bewegungssimulation gilt es nun zu definieren, was gemessen werden soll und wie die dazu benötigten Verfahren umgesetzt werden können.

III.3.1.1 Messung der Beschleunigerlatenz

Jeder Linearbeschleuniger hat eine Systemlatenz, d.h. es vergeht eine gewisse Zeit vom Signal zum Einschalten der Strahlung bis zum Erreichen der gewünschten Strahlungsleistung. Diese Latenz muss man messen können, um sie im Gatingsystem entsprechend zu berücksichtigen und zu kompensieren, da sie ansonsten je nach Größe der Latenz einen Einfluss auf das Aussehen der dem Patienten applizierten Dosisverteilung haben kann.

III.3.1.2 Verifikation der Atemkurvenextrapolation

Das Röntgensystem des Novalis Systems weist ebenfalls eine Latenz auf, d.h. es vergeht eine gewisse Zeit zwischen der Signalauslösung zum Schuss eines Röntgenbilds und dem eigentlichen Schuss. Um diese Latenz auszugleichen, muss die Atemkurve vorausberechnet werden. Da die Patientenatmung meist unregelmässig und von Patient zu Patient anders ist, kann diese Vorausberechnung nur sehr näherungsweise geschehen und ist mit mehr oder weniger großen Fehlern behaftet. Es ist erforderlich die durchschnittliche Größe dieser Fehler messen zu können, um ihren Einfluss auf die Behandlung abzuschätzen.

III.3.1.3 Verifikation der gegateten Positionierung

Bei einer Gatingbehandlung ist ein 4D-Setup auf einen definierten Punkt in der Atemkurve unerlässlich. Das heißt, man positioniert ein sich bewegendes Zielvolumen auf einen definierten Punkt in seiner Bewegungsphase. Diese korrekte Positionierung ist essentiell für den Erfolg der Behandlung und muss gemessen und verifiziert werden können.

III.3.1.4 Messung und Verifikation der Gesamtsystemgenauigkeit

Wichtigster Punkt in den Messanforderungen an das zu entwickelnde System ist sicherlich die Möglichkeit der Messung der erreichbaren Gesamtsystemgenauigkeit aus Linearbeschleuniger und Positionier/Gatingsystem. Diese beinhaltet Ungenauigkeiten

a) aufgrund der Bildgebung (wie z.B. den Effekt der CT Schichtdicke),
b) die durch den gegateten Setup entstehen,
c) die von der gegatete Dosisapplikation herrühren.

III.3.1.5 Messung und Verifikation von 2D- und 3D-Dosisverteilungen

Die Bewegung des Zielobjekts hat signifikanten Einfluss auf die Verteilung der applizierten Dosis. Dabei kann es zu einer Unter- und Überdosierung innerhalb des bestrahlten Gebiets im Vergleich zur Bestrahlungsplanung kommen. Eine gegatete Behandlung kann diesen Effekt deutlich minimieren, jedoch aufgrund der Residualbewegung innerhalb des Gating Windows nicht völlig eliminieren. Dies gewinnt besondere Bedeutung bei der Applikation eines intensitätstmodulierten Bestrahlungsplans, bei dem es auf die korrekte räumliche Position der applizierten Subfelder ankommt, aus denen die intensitätsmodulierte Bestrahlung aufgebaut ist. Es sollen einzelne Bestrahlungsfelder sowie komplette Bestrahlungspläne, bestehend aus einer Vielzahl von Einzelfeldern, verifiziert werden können. Die Dosisverteilungen wird Idealerweise mittels Röntgenfilm in mehreren verschiedenen Ebenen des Messphantoms gleichzeitig ermittelt. Unter diesen Voraussetzungen kann aus mehreren zweidimensionalen Dosisverteilungen ein dreidimensionaler „Dosiswürfel" erzeugt werden. Zur Evaluierung des Einflusses der Bewegung sowie der Gatingperformance auf die Dosisverteilung soll für die Messung von 2D Dosisverteilungen simultan je eine Filmaufnahme mit Bewegungs- und Gatingeffekten sowie eine Aufnahme ohne diese Effekte gemacht werden können.

III.3.1.6 Dosiskonstanz

Jeder Linearbeschleuniger hat eine gewisse „Anlaufzeit", bis er die volle Dosisleistung zur Verfügung stellt. Bei einer gegateten Behandlung hat man im Vergleich zu einer normalen Behandlung sehr viele Ein- und Ausschaltvorgänge. Dies kann – beschleunigerabhängig – zu einer zu niedrigen Gesamtdosis im Vergleich zur Bestrahlungsplanung führen.

III.3.1.7 Effekt der Hysterese zwischen Atem- und Tumorbewegung

Typischerweise zeigt beim menschlichen Patienten die interne Tumorbewegung einen gewissen zeitlichen Versatz der Bewegung (Hysterese) gegenüber der extern gemessenen Atembewegung [5], [17]. Diese Hysterese hat einen nicht zu vernachlässigenden Einfluss auf die applizierte Dosisverteilung. Um diesen Effekt messen zu können, soll im zu entwickelnden Phantom eine beliebige zeitliche

Varianz zwischen simulierter Atembewegung und simulierter Tumorbewegung einstellbar sein.

III.3.2 Umsetzung

Obwohl dieser Abschnitt schon zu den Ergebnissen der Arbeit gehört, wird er aufgrund des nötigen Verständnisses für den weiteren Inhalt bereits an dieser Stelle gebracht.

Bei der Realisierung des Gatingphantoms und dessen Ansteuerung galt es, die gegebenen Anforderungen bestmöglich zu erfüllen. Als Material für das Gestell sowie den Dosiswürfel wurde Plexiglas gewählt, da dies mit einer Dichte nahe eins einen fast wasseräquivalenten Dosisaufbau zeigt und somit für die Relativ- und Absolutdosimetrie geeignet ist. Des weiteren ist es gut verarbeitbar und preislich deutlich günstiger als „Solid Water" Materialien. Um Artefakte bei der CT-Bildgebung zu vermeiden und eine korrekte Dosisberechnung im Planungssystem zu gewährleisten, wurde weitestgehend auf die Verarbeitung von Metall verzichtet. Im Bereich des Dosiswürfels wurde kein Metall verwendet. Abbildung 33 zeigt zur Verdeutlichung des generellen Konzepts eine Ansicht der Konstruktionszeichnung des Phantoms von schräg oben.

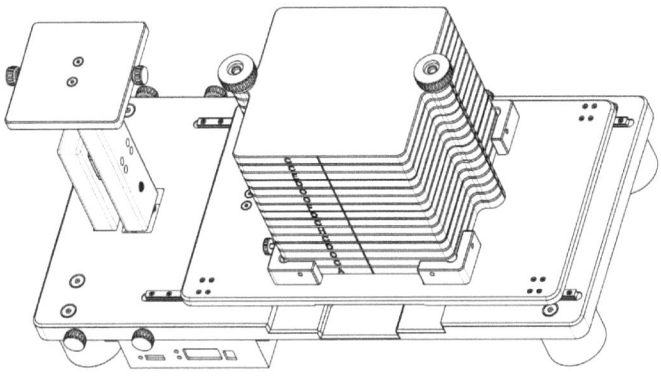

Abb. 33: Gatingphantom: Ansicht von schräg oben

III. Methodenentwicklung

Abbildung 34 stellt die Phantom-Seitenansicht mit Nummerierung der wesentlichen Bauteile dar.

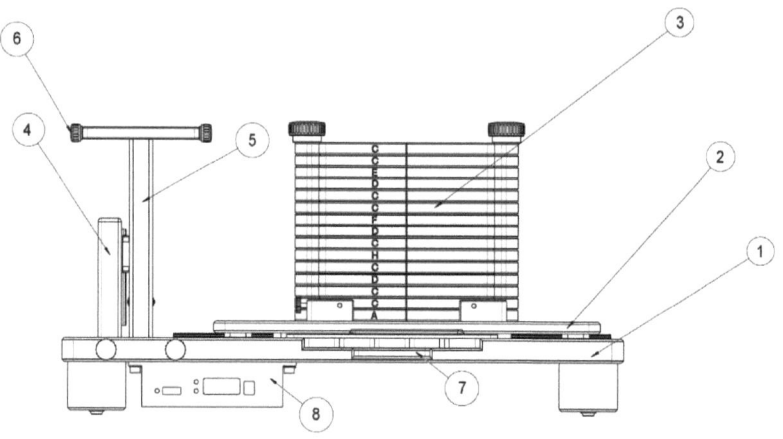

Abb. 34: Gatingphantom: Seitenansicht mit Nummerierung der Hauptbauteile

1 Grundgestell
2 Plattform für horizontale Linearverschiebung
3 Dosiswürfel
4 Halterung für vertikale Linearverschiebung
5 Gegenstück für vertikale Linearverschiebung
6 IR-Markerplattform
7 Einschub für Röntgenfilm im Grundgestell
8 Servocontroller und PC-Anschluss

Die Ansteuerung der horizontalen und vertikalen Bewegung wurde mittels im Modellbau üblicher Servomotoren realisiert. Die Bewegungen sind linear, da ein nichtlinearer Aufbau und ein somit zwei- oder dreidimensionaler Bewegungsablauf den gesamten Phantomaufbau sowie die Ansteuerung unverhältnismäßig verkompliziert hätte. Die Einschränkung auf eine lineare Bewegung stellt demgegenüber nur eine geringe Beeinträchtigung der Funktionalität dar. Zur Detektion der Atembewegung wird beim Novalis Gatingsystem ausschließlich die Horizontalkomponente der IR-Markerbewegung verwendet. Die Tumorbewegung hat zwar Komponenten in allen drei Bewegungsrichtungen, es gibt jedoch meist eine Vorzugskomponente in anterior-posterior Richtung [2].

Abbildung 35 zeigt den fertigen Prototypen des Gatingphantoms mit herausgezogenem Filmeinschub unter der beweglichen Plattform. Deutlich zu erkennen sind die IR-Marker auf der Markerplattform, die Servomotoren und die Umlenkgestänge zur Realisierung der Plattformbewegungen.

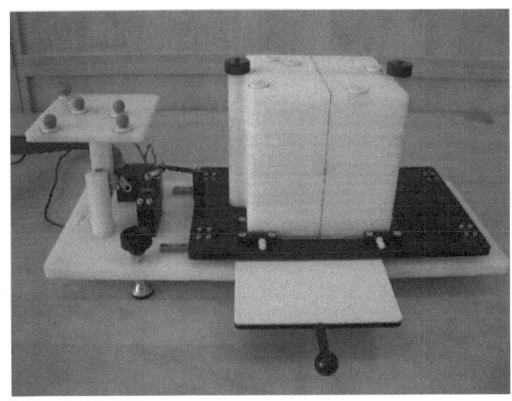

Abb. 35: Fertiges Gatingphantom

III.3.2.1 Realisierung der Bewegungssimulation

Die Simulation der Patientenatmung geschieht über eine vertikal bewegliche Plattform (6), auf der IR-Marker aufgebracht werden. Die Plattform läuft in einer Hochpräzisionslinearführung und wird über einen Servomotor mittels Umlenkgestänge angetrieben.

Die Simulation der Tumorbewegung ist über eine horizontal verschiebbare Plattform (2) realisiert. Diese enthält eine Halterung zur Montage eines Dosiswürfels in verschiedenen Konfigurationen. Die Linearverschiebung der Plattform ist wiederum,

III. Methodenentwicklung

diesmal über vier Hochpräzisionslinearführungen realisiert und wird über einen Servomotor angetrieben. Der maximale Versatz in Vertikalrichtung und in Horizontalrichtung beträgt 37 mm, was in etwa dem Bereich der maximalen Atem- und Tumorbeweglichkeit entspricht.

Die Phantomsteuerung geschieht computerbasiert mittels eines eigens dafür entwickelten Steuerprogramms. Abbildung 36 zeigt die auf Windows basierende Benutzeroberfläche der Phantomcontroller-Software.

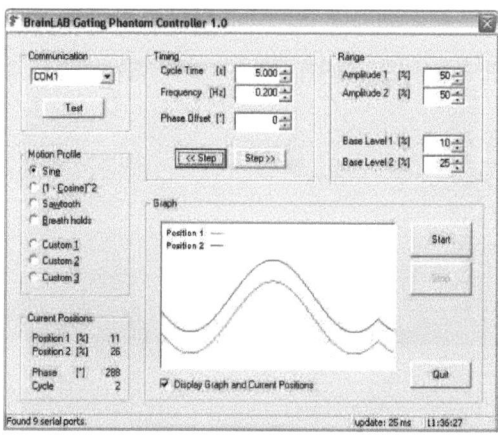

Abb. 36: Gatingphantom Controller Software

Der Anschluss an den PC läuft über einen Standard Com-Port, der in der Software unter Communication eingestellt wird. Mittels der Software können verschiedene fest vorgegebene Bewegungsprofile gefahren werden (Sinus, $(1-cosinus)^2$, Sägezahnprofil, Breath-Hold). Darüber hinaus ist es möglich, selbst kreierte Profile oder mittels des Novalis Gatingsystems aufgenommene Patientenatemkurven zu fahren. Zur individuellen Anpassung können die Frequenz sowie die einzelnen Amplituden der Bewegung verändert werden. Über den „Base Level" kann der Nullpunkt der Bewegung verschoben werden. Eine Hysterese zwischen Atem- und Tumorbewegung (Vertikal- und Horizontalbewegung) kann über einen „Phase

Offset" eingestellt werden. Das Display der Software visualisiert die Profile der Atem- und Tumorbewegung.

III.3.2.2 Dosiswürfel und Filmeinschub

Der Dosiswürfel stellt das zentrale Element für die Messungen dar. Er besteht aus einzelnen Plexiglasplatten mit einer Größe von 15 cm x 15 cm x 1 cm, die über zwei Führungen auf eine Grundplatte aufgeschoben und eingespannt werden (Abbildung 37). Zusätzlich zu den Standard-Plexiglasplatten gibt es spezielle Platten, die Fräsvertiefungen aufweisen, um Röntgenfilme in das Phantom einbringen zu können (Abbildung 38). Zur Fixierung und Positionsmarkierung der Röntgenfilme hat jede Platte zwei Metallspitzen, die beim Zusammenschrauben des Dosiswürfels den Film durchbohren und ihn somit fixieren und markieren. Der gesamte Dosiswürfel wird mittels einer Halterung auf der linear beweglichen Plattform fixiert. Unter der beweglichen Plattform des Dosiswürfels befindet sich ein weiterer Einschub für Röntgenfilme, der aus einer herausziehbaren Lade - ebenfalls mit Fräsvertiefung und Metallspitzen - besteht (Abbildung 39). Diese Lade ist in jedem Fall bewegungsinvariant.

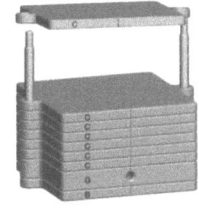

Abb. 37: Dosiswürfel aus Plexiglasplatten

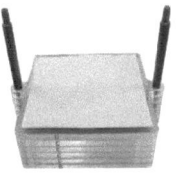

Abb. 38: Einbringung für Röntgenfilme

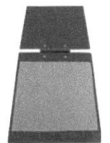

Abb. 39: Lade für Röntgenfilm

II.3.2.3 Implantierte Marker

Da die gegatete Positionierung mittels des Novalis Gatingsystems auf der Röntgenlokalisation implantierter Marker basiert, sind auch im Phantom implantierte Marker zu Positionier- und Messzwecken zu verbauen. Es wurden zwei Arten Marker verwendet, um die verschiedenen Messanforderungen zu realisieren: zum einen 0,75 mm x 30 mm Stahldraht (Abbildung 40) zur Simulation von Spiralmarkern wie sie am Patienten eingesetzt werden, zum anderen eine 5 mm Wolframkugel (Bild 21) wie sie bei einem Winston-Lutz Test verwendet werden. Die Marker wurden in jeweils unterschiedliche Plexiglasplatten des Dosiswürfels, jeweils mittig und bündig zur Plattenunterseite eingebracht. Die Wolframkugel wurde in der Bodenplatte des Dosiswürfels verbaut (siehe Abbildung 41).

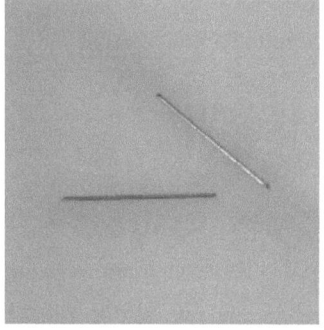 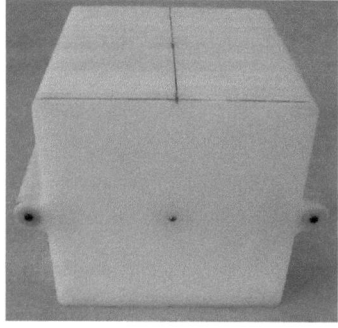

Abb. 40: Stahldrahtmarker   Abb. 41: Dosiswürfel mit Wolframkugel

III.4 Messverfahren am Gatingphantom

III.4.1 Messvorbereitungen

Voraussetzung für jede Messung ist ein CT-Scan des Phantoms sowie eine Bestrahlungsplanung basierend auf dem CT-Scan. Da für die verschiedenen Messungen bzw. Tests unterschiedliche Phantomaufbauten nötig sind, muss auch jeweils ein zum Aufbau passender CT-Scan plus Bestrahlungsplanung angefertigt werden. Der jeweilige Phantomaufbau wird im Folgenden bei den einzelnen Messbeschreibungen erklärt.

III.4.2 Realisierung der Messanforderungen und -verfahren

III.4.2.1 Messung der Beschleunigerlatenz

Ziel der Messung der Beschleunigerlatenz ist es, die Einschaltverzögerung des Linearbeschleunigers zu bestimmen. Diese wird für die Vorausberechnung des Atemsignals benötigt um bei der Behandlung sicher zu stellen, dass der Behandlungsstrahl nicht zu früh oder zu spät aktiviert wird. Für den Test muss der kleinste vorhandene Rundkollimator (typischerweise 4 oder 5 mm) am Beschleuniger montiert werden. Das Gatingphantom wird mit nur einer Filmplatte über der Bodenplatte des Dosiswürfels bestückt. Zwischen Film- und Bodenplatte wird ein Röntgenfilm eingebracht. Anschließend erfolgt ein gegateter Setup, wobei die 5 mm Wolframkugel in der Bodenplatte als Marker und Isozentrum fungiert. Das Phantom sollte dabei mit einer möglichst großen Amplitude und einer hohen Frequenz betrieben werden. Der Gating Reference Level ist auf 50 %, also genau in den Punkt maximaler Phantombewegung, zu setzen. Das Gating Window ist so klein wie möglich zu wählen. Die Bestrahlung erfolgt im ersten Schritt nur in der Ausatmphase (Exhale). Im zweiten Schritt wird der Film ersetzt, und es wird eine Bestrahlung in der Ausatm- und Einatmphase (Exhale und Inhale) vorgenommen. Die Schwärzung auf den Filmen sollte näherungsweise ein Oval darstellen, mit dem größeren Durchmesser in Bewegungsrichtung. Vergleicht man die Ovale für die Bestrahlung unter Ausatmung und unter Ausatmung plus Einatmung so ist der Durchmesser in Bewegungsrichtung für Ausatmung + Einatmung größer als der für die reine Ausatmung. Der Unterschied der beiden Durchmesser resultiert aus der Beschleunigerlatenz, die sich daraus berechnen lässt.

III.4.2.2 Verifikation der gegateten Positionierung

Der gegatete Setup des Novalis Gatingsystems besteht aus einer ungegateten Vorpositionierung mittels IR-Markern und dem eigentlichen Feinpositionieren mittels gegateter Röntgenlokalisation eines implantierten Markers. Daher muss für den Messaufbau ein Phantomsetup mit einem „implantierten" Marker verwendet werden. Idealerweise wird der Dosiswürfel so aufgebaut, dass sich der Drahtmarker im Zentrum des Würfels befindet, da dieser Scan dann auch zur Dosismessung verwendet werden kann. Für den Test fertigt man einen CT-Scan ohne Bewegung des Phantoms an. IR-Marker werden auf der Markerplattform und auf dem Dosiswürfel aufgebracht. Die Planung wird so durchgeführt, dass für einen Plan auf die IR-Marker auf der Markerplattform und für einen anderen Plan auf die IR-Marker auf dem Dosiswürfel lokalisiert wird. Das Bestrahlungsisozentrum wird in beiden Plänen an die identische Stelle in die Mitte des Drahtmarkers gesetzt. Für den Testablauf baut man das Phantom sowie den Referenzstern am Beschleuniger auf. Als Ausgangsdatensatz für das Gatingsystem dient der Bestrahlungsplan mit der Lokalisation auf die IR-Marker auf der Markerplattform. Bei der Phantomcontroller-Software wird die sinusförmige Bewegung mit festen Amplituden, die möglichst nahe an typischen Atem- und Tumorbewegungsamplituden liegen, sowie eine feste Frequenz, die möglichst nahe der menschlichen Atemfrequenz liegt gewählt. Eine Verschiebung des Base Levels oder der Phase wird nicht verwendet. Basierend auf der IR-Markerkonfiguration auf der Markerplattform und dem beschriebenen Setup wird das Phantom automatisch vorpositioniert. Danach folgt der röntgenbasierende gegatete Setup auf den Drahtmarker. Ist dies geschehen, sollte sich das Behandlungsisozentrum in der Mitte des Drahtmarkers für den Zeitpunkt des

Kreuzens der Atemkurve mit dem Gating Reference Level genau im Beschleunigerisozentrum befinden. Um dies zu verifizieren, wird die Bewegung des Gatingphantoms genau zu dem Zeitpunkt angehalten, in dem die Atemkurve den Gating Reference Level kreuzt. Nun stoppt man das Novalis Gatingsystem, und öffnet mit dem Standard-Röntgenpositioniersystem des Novalis Systems den Behandlungsplan mit der Lokalisation auf die IR-Marker auf dem Dosiswürfel. Im Falle einer korrekten Positionierung des Phantoms unter Bewegung durch das Gatingsystem darf bei der Positionsverifikation über Infrarot und Röntgen mittels des Standard-Positioniersystems keine Abweichung angezeigt werden. Wird eine Abweichung angezeigt, so beschreibt diese gerade den Fehler, der durch die gegatete Positionierung im Vergleich zur ungegateten Positionierung entsteht.

III.4.2.3 Messung und Verifikation der Gesamtsystemgenauigkeit

Zur Messung der Gesamtgenauigkeit des Systems wurde das Konzept des Winston-Lutz Tests aus der stereotaktischen Radiochirurgie aufgegriffen und an die gegebenen Anforderungen angepasst. Im Weiteren wird das angepasste Verfahren „Gegateter Winston-Lutz Test" genannt. Die Gesamtgenauigkeit beinhaltet alle nicht patientenspezifischen Einflussfaktoren vom CT-Scan, über die Bestrahlungsplanung, die Positionierung bis zur gegateten Behandlung. Für den gegateten Winston-Lutz Test wird das Gatingphantom rein mit der Bodenplatte des Dosiswürfels, der die 5 mm Wolframkugel enthält, bestückt, und ein CT-Scan gefahren. Je nachdem ob man Bewegungsartefakte beim CT berücksichtigen will oder nicht, wird der Scan unter Phantombewegung oder im Phantomruhezustand akquiriert. Falls Bewegungsartefakte berücksichtigt werden, sollte die Phantombewegung in Amplitude und Frequenz der menschlichen Atmung entsprechen, um eine realistische Aussage über die potentielle Genauigkeit am Patienten machen zu können.

Bei der Bestrahlungsplanung legt man das Behandlungsisozentrum genau in die Mitte der Wolframkugel. Die Dosisapplikation geschieht mittels eines 10 mm Rundkollimators über ein 0°-Stehfeld. Beim eigentlichen Test wird das

Gatingphantom mit einem Röntgenfilm in der statischen Lade unter der sich horizontal bewegenden Plattform bestückt und unter Bewegung gegatet auf die Atemmittellage positioniert. Das Gating Window macht man so klein wie möglich, um die Residualbewegung des Wolframmarkers innerhalb des Gating Windows minimal zu halten. Dann wird das gegatete, über den Rundkollimator kollimierte Feld appliziert. Die Dosis muss groß genug gewählt sein, um eine ausreichende Filmschwärzung zu erziehlen. Der entwickelte Film zeigt dann das 10 mm messende runde Feld des Kollimators plus den Schatten der Wolframkugel innerhalb des Feldes. Befindet sich der Schatten genau in der Mitte des 10 mm Feldes, so hat man eine optimale Gesamtgenauigkeit. Die Abweichung der Mitte des Schattens von der Mitte des 10 mm Feldes gibt die Gesamtungenauigkeit an.

III.4.2.4 Messung von Dosisverteilungen

Für die Applikation eines kompletten Bestrahlungsplans wird der zu verifizierende Patientenplan über die „Match to Phantom"-Funktion der Bestrahlungsplanungssoftware auf den Dosiswürfel des Gatingphantoms übertragen. Das Isozentrum legt man in die Mitte des Dosiswürfels, Idealerweise in die Mitte des Drahtmarkers. Der gesamte Dosiswürfel oder auch nur bestimmte gewünschte Schichten werden mit Röntgenfilmen bestückt. Das Phantom wird gegatet positioniert, und der Behandlungsplan abgestrahlt. Die entwickelten und eingescannten Filme können mit den entsprechenden Dosisschichten aus der Bestrahlungsplanung in einer kommerziell erhältlichen Dosimetriesoftware verglichen werden.

Zur Verifikation von einzelnen Betrahlungsfeldern braucht man nicht den gesamten Dosiswürfel, sondern nur die Platte mit dem Drahtmarker. Zwischen diese Platte und die horizontale Plattform sowie in die Lade unter der horizontalen Plattform wird je ein Röntgenfilm eingebracht. Das Gatingphantom positioniert man gegatet auf den Drahtmarker. Das zu verifizierende Feld wird - gegebenenfalls im Service Mode des Beschleunigers - gegatet abgestrahlt. Der Service Mode ist erforderlich, wenn das

Feld im Behandlungsplan nicht unter dem erforderlichen 0°-Gantrywinkel steht. Die beiden Filme werden entwickelt und können nun - z.b. in einer Dosisverifikationssoftware - verglichen werden. Der Film in der Lade unter der beweglichen Plattform stellt den statischen, idealen Fall dar, der Film auf der beweglichen Plattform beinhaltet die Bewegungsartefakte und stellt demzufolge den realen Fall dar.

Besitzt die Bestrahlungsplanungssoftware die Möglichkeit einzelne Felder eines Gesamtplans unter beliebigem Gantrywinkel auf ein Phantom zu übertragen, so kann der Film auf der beweglichen Plattform auch direkt mit der Dosisverteilung aus der Bestrahlungsplanung verglichen werden.

III.4.2.5 Dosiskonstanztest

Die Messung der Dosiskonstanz kann mittels Film oder Dosimetriemesskammern (z.B. Ionisationskammern) geschehen. Dazu bringt man einen Film oder eine Messkammer plus 2 cm Dosisaufbaumaterial (z.B. zwei Plexiglasplatten des Dosiswürfels) auf der horizontal beweglichen Plattform des Gatingphantoms an. Nun bestrahlt man das Phantom ohne Gating mit einem ca. 10 cm x 10 cm Rechteckfeld und mit einer definierten Dosis. Der Film wird gewechselt bzw. die Dosis am Messgerät notiert. Im nächsten Schritt erfolgt ein gegateter Setup des Phantoms, mit einer auf Null gestellten Bewegung der horizontalen Plattform. Bei der dann folgenden gegateten Bestrahlung ist darauf zu achten, das Gating Window möglichst klein zu wählen, um so viele Ein- und Ausschaltvorgänge wie möglich während der Dosisapplikation zu erzielen. Die Anzahl der Einschaltvorgänge während der Dosisapplikation wird erfasst. Die Dosisanzeige des Messgeräts wird mit dem Wert für die ungegatete Bestrahlung verglichen. Im Fall einer Filmmessung werden beide Filme entwickelt, und der Mittelwert der Filmschwärzung in einem jeweils identischen Bereich innerhalb des applizierten Feldes gemessen und verglichen. Indem man den Unterschied in den Werten durch die Anzahl der Einschaltvorgänge teilt, erhält man die Dosis die pro Einschaltvorgang zu wenig appliziert wurde.

III.4.2.6 Verifikation der Atemkurvenextrapolation

Zur Verifikation der Atemkurvenextrapolation kann der komplette Dosiswürfel mit dem Drahtmarker im Zentrum verwendet werden. Man positioniert das Gatingphantom unter Verwendung einer leicht vorausberechenbaren Atemkurve (z.B. Sinus). Diese Atemkurve wird gewählt, um Fehler im Phantomsetup auf Grund einer komplexen, schwer vorausberechenbaren Atemkurve zu vermeiden. Für die Verifikation der Vorausberechnung der Atemkurve werden generische Atemkurven mit variablen Einstellungen und/oder reale Patientenatemkurven in der Steuerungssoftware des Phantoms gewählt und dann eine beliebige, größere Anzahl von Verifikationsröntgenbildern am Gating Reference Level gemacht. Die Abweichung der Marker Ist-Position von der Soll-Position stellt den Fehler dar, der durch die Ungenauigkeiten in der Atemkurvenextrapolation und Röntgenbildtriggerung auftritt.

III.4.2.7 Effekt der Hysterese zwischen Atem- und Tumorbewegung

Die Messung des Effekts, den eine Hysterese zwischen Atem- und Tumorbewegung auf die applizierte Dosisverteilung hat, erfolgt prinzipiell äquivalent zu III.4.2.4, mit dem Unterschied, dass in der Steuerungssoftware des Gatingpantoms eine Phasenverschiebung (Phase Offset) zwischen der IR-Markerplattform und der Dosiswürfelplattform eingestellt wird.

III.5 Methoden bei der Patientenbehandlung

Alle Patienten wurden nach schriftlicher Zustimmung, vorgegeben durch das Protokoll zur stereotaktischen Körperstrahlentherapie der Abteilung Onkologie des Universtätsklinikums Charité, behandelt. Insgesamt wurden für die Evaluation des Gatingsystems 19 Patienten mit 23 Indikationen herangezogen.

III.5.1 Das Patientenkollektiv

Von den 19 behandelten Patienten wiesen elf Lungen- und acht Leberindikationen auf. Davon zeigte ein Lungenpatient und drei Leberpatienten jeweils zwei Indikationen. Die Patienten waren generell in einem guten körperlichen Zustand, wodurch eine Markerimplantation gerechtfertigt war. Tabelle 1 gibt eine Übersicht über das behandelte Patientenkollektiv mit Patientencharakteristik, Anzahl der behandelten Fraktionen und Felder sowie Tumor- und PTV Größen.

Tab. 1: Patientenkollektiv

Lunge Patient Charakteristik

	1	Weiblich, 60 Jahre, KPS 90, Lungenmetastase linkes Segment 6, Primärindikation: Eierstockkrebs
	2	Männlich, 68 Jahre, KPS 70, nicht kleinzelliges Lungenkarzinom T1N0M0 rechter unterer Lungenflügel
	3	Weiblich, 85 Jahre, hochmaligne, hochpolymorphe Lungenmetastase rechtes Segment. Primärindikation: Myofibroblastisches Liposarkom des rechten Unterschenkels.
	4	Weiblich, 48 Jahre, KPS 100, Lungenmetastase rechtes Segment 7. Primärindikation: Gebärmutterkrebs
	5	Weiblich, 76 Jahre, Bronchialkarzinom, Plattenepithelkarzinom (NSCLC) links zentral.
	6	Männlich, 76 Jahre, Sigma-Karzinom, pulmonal und hepatisch

metastasiert.

7	Weiblich, 41 Jahre, 4. Rezidiv eines metastatischen Karzinoms der linken Parotis, multiple Lungenmetastasen. Histologie: Adenoidzystisches Karzinom
8	Weiblich, 43 Jahre, Pulmonale Lungenmetastasierung. Primärindikation: Sigma-Karzinom.
9	Weiblich, 23 Jahre, Malignes Melanom Clark Level IV, hepatisch (1 Filia Segment 6) und pulmonal (4 Filiae) metastasiert.
10	Männlich, 69 Jahre, Rezidiv eines Bronchial-Karzinoms mit intrapulmonalen Metastasen (rechter Unterlappen).
11	Männlich, 70 Jahre, Multiple pulmonale Metastasen Primärindikation: Nierenzellkarzinom

Leber Patient Charakteristik

1	Weiblich 58 Jahre, KPS 90, Lebermetastase am Porta Hepatis. Primärindikation: Brustkrebs
2	Männlich, 74 Jahre, KPS 90, Lebermetastase am Porta Hepatis in Segment 2. Primärindikation: Rektumkrebs
3	Männlich, 65 Jahre, Lebermetastasen. Histologie: mäßig differenziertes Adenokarzinom
4	Weiblich, 74 Jahre, KPS 90, Lebermetastase am Porta Hepatis von einem Karzinom unbekannten Ursprungs
5	Weiblich, 54 Jahre, stenosierendes Tumorrezidiv eines Plattenepithelkarzinoms des Ösophagus.
6	Männlich, Lebermetastase unbekannten Ursprungs
7	Weiblich, 57 Jahre, Leiomyosarkom, primäre Lokalisation mit Infiltration der linken Niere und Nebenniere, Pankreasschwanz. Metastasen (pulmonal, hepatisch).
8	Männlich, 72 Jahre, multiple bilobäre stoffwechsekaktive Lebermetastasen in den Segmenten I, II, V.

* KPS (Karnofsky Performance Status)

Die mittlere Lungentumorgröße des Kollektivs betrug 17,2 ccm, die der Lebertumore 39,0 ccm.

III.5.2 Markerimplantation

Für die Patientenbehandlungen wurden aus den bereits im ersten Anschnitt der Arbeit aufgeführten Gründen Spiralmarker aus Gold (VISICOILTM, Radiomed, Tyngsboro, MA, USA) implantiert. Als Durchmesser für die Marker wählte man 0,75 mm, da bei geringeren Durchmessern eine einwandfreie Erkennung der Marker im Röntgenbild, besonders im Bereich einer Überlagerung mit Knochenstrukturen, nicht gewährleistet werden kann. Die Länge der implantierten Marker hing von der zu behandelnden Indikation ab und variierte von 1,5 cm für kleine Lungentumore bis zu 3 cm für Lebertumore.

Die Marker wurden mit Hilfe von CT-Fluoroskopie oder Ultraschallnavigation unter Lokalanästhesie mittels Lidocaine 1% und unter sterilen Bedingungen implantiert. Für die CT gestützte Markerimplantation wurde ein Einzelschicht CT-Scanner (Somatom 4, Siemens, Erlangen, Deutschland) mit Fluoroskopie verwendet. Die Implantation mittels eines dynamischen 2 bis 5 MHz Ultraschallsektorscanners (HDI 5000, Philips Ultrasound) kam nur bei Lebertumoren zur Anwendung. Die Marker wurden mittels 17 oder 18 Gauge Koaxialnadeln (Super-Core, InterV, Gainesville, FL, USA) eingebracht. Bei der Implantation ist die innere Nadel entfernt, und der Marker und das Einbringsystem eingeführt worden. Nach der Entfernung des Einbringsystems wurde der Marker mittels der inneren Nadel bis an das Ende der äußeren Nadel geschoben, dort fixiert und die äußere Nadel zurückgezogen. Das Ergebnis war ein nahezu gerade im Tumor eingebrachter Marker.

III.5.3 Computer Tomographie

Alle Patienten wurden zuerst mittels individuell angeformter Vakuumganzkörperkissen fixiert. Zur Zielvolumenlokalisierung und Bestrahlungsplanung sind mindestens vier CT-Scans pro Patient erstellt worden, jeweils zwei davon unter freier Atmung und unter Breath-Hold, je einmal mit und ohne Kontrastmittel. Der maximale axiale Schichtabstand betrug 3 mm. Die IR-Marker waren an passenden Positionen mit deutlich erkennbarer Atembewegung im unteren Rippenbogenbereich und am Bauch angebracht.

Zusätzlich zu den bereits genannten vier CT-Datensätzen wurde bei Lungentumoren eine Fluorodeoxyglucose-Positronenemissionstomographie (FDG-PET) und bei Lebertumoren ein Gadolinium verstärkter hochauflösender Magnetresonanzscan (MRI) an einem 1.5 Tesla Magnetom MRI-Scanner (Siemens, Erlangen, Germany) angefertigt.

III.5.4 Bestrahlungsplanung

Anschließend an den Bildtransfer zum Bestrahlungsplanungssystem ist der Referenz-CT-Datensatz lokalisiert und mittels automatischer Bildfusion mit allen restlichen CTs, PET und MRI korreliert worden. Zur Definition des Tumorvolumens wurden die Tumorvolumina aus den einzelnen CTs, PET und MRI zu einem Tumorvolumen, dem GTV (Gross Target Volume), zusammengefasst. Der Schritt vom GTV zum klinischen Zielvolumen (CTV) beinhaltete keine Volumenvergrößerung. Das Planungszielvolumen (PTV) entstand durch Hinzufügen eines 5 mm Sicherheitssaums in alle Richtungen zum CTV. Die durch die Atmung bedingte Tumorbewegung kann als sogenannte Bewegungseinhüllende im FDG-PET definiert werden. Die Bewegungseinhüllende hatte in allen Fällen eine ellipsoide Form. Mittels der längeren Achse des Ellipsoids kann die Größe der Tumorbewegung abgeschätzt werden.

Die Patientenbehandlungen wurden mittels fünf bis neun konformalen Stehfeldern bei ein bis elf Fraktionen und Gesamtdosen von 34 Gy bis 79,2 Gy durchgeführt. Die Optimierung der Behandlungspläne geschah mittels Dosisvolumenhistogrammen (DVH) aller relevanten vitalen Organe wie Lunge, Leber, Wirbelsäulenkanal, Magen, Herzgefäße, Esophagus und Nieren. Die kombinierte Lunge aus linkem und rechtem Lungenflügel ohne GTV ist zur DVH-Berechnung verwendet worden, und der prozentuale Anteil der Lunge, der 10 Gy (V10) und 20 Gy (V20) erhielt, wurde berechnet.

Danach sind Referenz-CT-Scan, Isozentrumskoordinaten sowie die Positionen der externen IR-Marker an das Gatingsystem exportiert worden.

III.5.5 Gegatete Behandlung

Die Behandlungen fanden alle mit dem Gating Reference Level und dem Gating Window im Bereich maximaler Ausatmung statt, da sich dieser als der stabilste Bereich der Atemkurve herausgestellt hat [2], [5], [17]. Für den Setup wurden typischerweise zwei Additional Imaging Levels verwendet, einen im erwarteten Bereich der Obergrenze des Gating Windows und einen knapp unterhalb der maximalen Inhalation. Mittels dieses Setups lassen sich die erwartete Tumorbewegung innerhalb des Gating Windows sowie die Gesamtbeweglichkeit am besten abschätzen. Die Größe des Gating Windows betrug im Durchschnitt 25% der Gesamtatemphase, wobei diese Angabe aufgrund der starken Veränderlichkeit der Atemkurven nur abgeschätzt werden kann. Behandlungszeiten variierten je nach Patient und Tag von 20 bis 60 Minuten. Während der Behandlung ist typischerweise vor jedem zu bestrahlenden Feld eine Verifikationsröntgenaufnahme geschossen worden, um zu kontrollieren, ob sich der Tumor bei Durchgang der Atemkurve durch den Gating Reference Level noch im Beschleunigerisozentrum befindet. In dem Fall, dass sich die Atemkurve während der Fraktion deutlich veränderte oder driftete, sind zusätzliche Verifikationsaufnahmen akquiriert worden. Zeigten diese eine Abweichung, so wurde auf ihnen basierend ein neuer Setup durchgeführt.

III.5.6 Auswertemethoden von Patientendaten

Bei der Auswertung der Patientendaten steht neben der Benutzerfreundlichkeit und Performance des Systems vor allem die Frage im Vordergrund, um wie viel genauer man gegenüber einer konventionellen Behandlung Positionieren und Behandeln kann.

III. Methodenentwicklung

III.5.6.1 Setup Genauigkeit: Konventionell gegenüber gegatet

Da bei dem Novalis Gatingsystem über das IR-Positioniersystem vorpositioniert wird und erst im Anschluss über die getriggerten Röntgenbilder ein gegateter Setup durchgeführt wird, kann man eine Aussage über den Unterschied zwischen konventioneller Positionierung basierend auf externen Markern und der gegateten Positionierung anhand interner Marker machen. Die Positionierung über externe IR-Marker ist zwar dem als konventionell bezeichneten Setup über Hautmarkierungen überlegen, wird diesem jedoch aufgrund der relativ geringen Unterschiede gleichgesetzt, da eine Positionierung auf Hautmarkierungen nicht nötig war und demzufolge auch nicht durchgeführt wurde.

Zum Vergleich sind die dreidimensionalen Verschiebungsvektoren von der Vorpositionierung zur finalen gegateten Positionierung für jede Behandlung notiert und ausgewertet worden.

III.5.6.2 On-Target Verifikation

Hinter der On-Target Verifikation verbirgt sich die Frage, wie genau man während der Behandlung das Zielvolumen getroffen hat. Dies lässt sich nicht aus der Atemkurve erkennen, obwohl diese zur eigentlichen Steuerung des Gatingsystems dient. Ob sich das Zielvolumen während der Behandlung im Beschleunigerisozentrum befindet, kann nur über die Verifikationsröntgenbilder herausgefunden werden. Da diese jedoch eine zusätzliche Strahlenbelastung für den Patienten darstellen, sollte deren Anzahl auf eine möglichst geringe Anzahl reduziert werden. Bei einem ruhig und gleichmäßig atmenden Patienten wird man dementsprechend weniger Verifikationsbilder akquirieren, als bei einem sehr unregelmäßig atmenden Patienten.

Für die On-Target Verifikation wurde manuell aus jedem Verifikationröntgenbild die Abweichung der Markerposition von seiner Soll-Position herausgelesen. Die Anzahl der ausgewerteten Bilder betrug ca. 3000. Die herausgelesene Abweichung gibt allerdings nur den Wert der Abweichung innerhalb der Ebene des Röntgenbildes an und ist somit lediglich eine Abschätzung für den dreidimensionalen Wert. Darüber hinaus entstehen durch die Bewegungsartefakte der CT-Aufnahme speziell für die verwendeten Spiralmarker falsche Geometrien. Abbildung 42 zeigt eine CT-Schnittbildaufnahme für einen solchen Fall. Der weiße Bereich bildet den länglichen Spiralmarker ab. Wie man deutlich erkennt, weißt der ansonsten gerade Marker im rechten Bereich einen 90°-Knick auf. Dieser Knick stammt von der Bewegung des Markers aufgrund der Atmung währen der CT-Aufnahme.

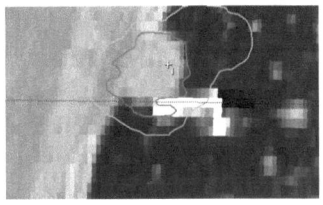

Abb. 42: Falsche Markergeometrie auf Grund von Bewegungs-artefakten im CT.

Definiert man nun die Endpunkte des Markers in der CT-Aufnahme als Gatingmarker, so entsprechen diese nicht der wirklichen Markergeometrie. Die definierten Endpunkte dienen jedoch als Soll-Position des Markers für die Verifikationsröntgenbilder und werden in diese auch projiziert. Folglich wird man bei der Auswertung der Verifkationsröntgenbilder immer einen Fehler aufgrund der falschen Markergeometrie mitmessen, der gar nicht existiert. Aus diesem Grund wurde, basierend auf den Röntgenverifikationsbildern der Patienten eine elastische Markerdeformation programmiert, welche die falsche Markergeometrie (so wie sie im CT-Scan erscheint) in die korrekte Markergeometrie (so wie sic im Röntgenbild erscheint) zurück transformiert. Verwendet man die Marker-Soll-Position aus dieser Rückdeformation, so erhält man den korrekten Versatz zwischen Marker-Soll-Position und Marker-Ist-Position.

IV Mess- und Behandlungsergebnisse

IV.1 Phantommessungen

Die Messaufbauten für die einzelnen Tests wurden wie in II.4.2 dargestellt realisiert.

IV.1.1 Relative Positionierungsgenauigkeit eines beweglichen Zielvolumens

Für die Tests wurde das Gatingphantom mit Einstellungen betrieben, die der normalen menschlichen Atmung nahe kommen:
- Wiederholfrequenz: 0,5 Hz (entspricht einer Ein-Ausatmphase von 2 Sekunden)
- Amplitude der IR-Markerplattform (entspricht der Bauchdeckenbewegung bei Atmung): 1 cm
- Amplitude der Dosiswürfelplattform (entspricht der Tumorbewegung bei Atmung): 2,5 cm
- Phase: 0
- Atemkurve: Sinus

Abbildung 43 zeigt die Positionierungsunterschiede zwischen einer Positionierung rein anhand des IR-Positioniersystems ohne Bewegung des Gatingphantoms und einer gegateten Positionierung mittels des Gatingsystems und mit Bewegung des Gatingphantoms.

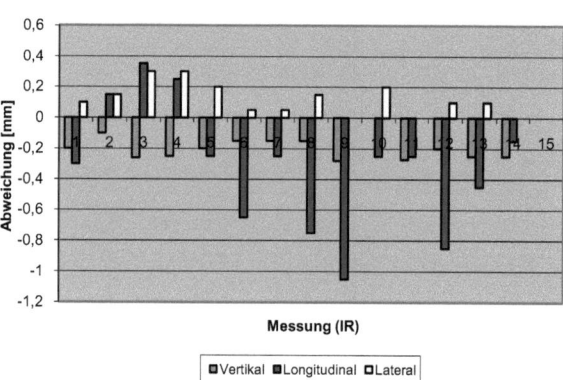

Abb. 43: Positionierungsunterschiede IR - Gating

IV. Mess- und Behandlungsergebnisse

Wie Abbildung 43 zeigt, hat man Maximalwerte der Abweichung von ca. 0,3 mm in vertikaler und lateraler Richtung und etwas über 1 mm in longitudinaler Richtung. In der Literatur [23] (Verellen et al.) finden sich Werte für die IR-Trackingunsicherheit des Systems von 0,24 mm (SD: 0.33 mm) in vertikaler, 0,45 mm (SD: 0,55 mm) in longitudinaler und 0,49 mm (SD: 0,59 mm) in lateraler Richtung. Damit liegen die gemessenen Abweichungen noch im Bereich der Messungenauigkeit des IR-Systems.

Abbildung 44 zeigt die Positionierungsunterschiede zwischen einer Positionierung mittels des Röntgen-Positioniersystems ohne Bewegung des Gatingphantoms und einer gegateten Positionierung mittels des Gatingsystems bei Bewegung des Gatingphantoms.

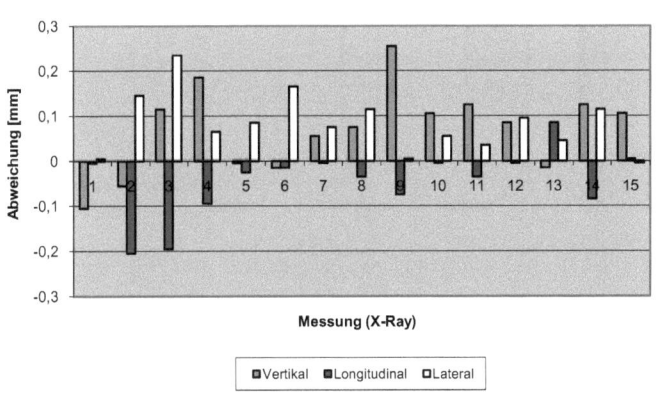

Abb. 44: Positionierungsunterschiede Röntgen (statisch) - Gating

Die Maximalwerte der Abweichung liegen im Bereich von 0,25 mm vertikal, -0,2 mm longitudinal und 0,23 mm lateral. In der Literatur [23] (Verellen et al.) finden sich wiederum Werte für die Positioniergenauigkeit des Novalis Röntgenpositioniersystems von 0,32 mm (SD: 0,65 mm) in vertikaler, -0,09 mm (SD: 0,56 mm) in longitudinaler und -0,36 mm (SD: 0,62 mm) in lateraler Richtung. Damit befinden sich die gemessenen maximalen Abweichungen innerhalb der berichteten Positioniergenauigkeit des Röntgenpositioniersystems.

Abbildung 45 zeigt die mittleren Abweichungen der IR und der Röntgenverifikationsmessungen von der Positionierung mittels Gating. Die mittleren Abweichungen betragen für die IR-Verifikation vertikal -0,18 mm (SD: 0,09 mm), longitudinal -0,3 mm (SD: 0,4 mm) und lateral 0,11 mm (SD: 0,1 mm). Für die Röntgenverifikation ergeben sich mittlere Abweichungen von vertikal 0,07 mm (SD: 0,09 mm), longitudinal -0,05 mm (SD: 0,08 mm) und lateral 0,08 mm (SD: 0,07 mm).

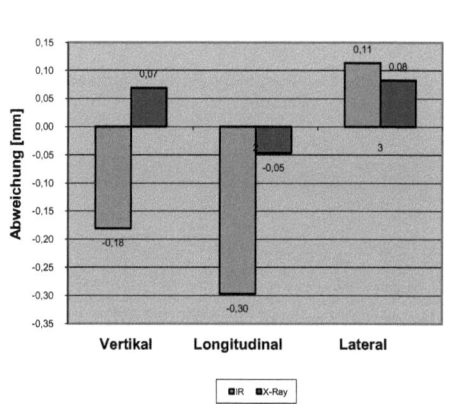

Abb. 45: Mittlere Abweichung IR und Röntgen

Wie man anhand der Werte erkennen kann, weist die gegatete und damit dynamische Positionierung am Phantom eine äquivalente Positionierungsgenauigkeit auf wie eine statische röntgenbasierte Positionierung.

IV.1.2 Effekt der Bewegung auf die Dosisverteilung

Um den Effekt einer Bewegung auf eine statisch geplante Dosisverteilung zu zeigen, wurde ein Röntgenfilm mit einem einfachen 4 cm x 4 cm Rechteckfeld unter verschiedenen Bedingungen bestrahlt. Abbildung 46 zeigt eine Filmaufnahme für ein statisch appliziertes Rechteckfeld. Abbildung 47 stellt das gleiche Feld dar, nun aber auf einen sich bewegenden Film (Amplitude 2 cm) bestrahlt. Es ist deutlich erkennbar, wie sich die Dosis aufgrund der Bewegung des Films während der Bestrahlung „verschmiert". In Bewegungsrichtung gibt es keine definierten Feldränder mehr, sondern einen kontinuierlichen Abfall der Dosis. Anstelle der Fläche von ursprünglich 4 cm x 4 cm wird nun eine Fläche von 4 cm x 6 cm bestrahlt. Abbildung 48 zeigt Querprofile entlang der Bewegungsrichtung mit und ohne Bewegung. Deutlich erkennbar ist die Verbreiterung der bestrahlten Fläche, aber auch der Dosisabfall bereits innerhalb der ursprünglichen Fläche von 4 cm x 4 cm.

Abb. 46: Rechteckfeld ohne Bewegung

Abb. 47: Rechteckfeld ohne Bewegung

Wollte man ein Zielvolumen von 4 cm x 4 cm bestrahlen das sich mit einer Amplitude von 2 cm in einer Richtung bewegt, so müsste man eine Feldgröße von 6 cm x 4 cm wählen, um eine Unterdosierung aufgrund der Bewegung zu vermeiden. Damit wird jedoch effektiv eine Fläche von 8 cm x 4 cm bestrahlt. Bestrahlt man das gleiche Feld gegatet, so kann die ursprüngliche Dosisverteilung weitestgehend wieder hergestellt werden. Abbildung 49 zeigt das 4 cm x 4 cm Rechteckfeld gegatet bestrahlt mit einem Gating Window von 20%. Abbildung 50 zeigt die zugehörigen Filmprofile.

IV. Mess- und Behandlungsergebnisse

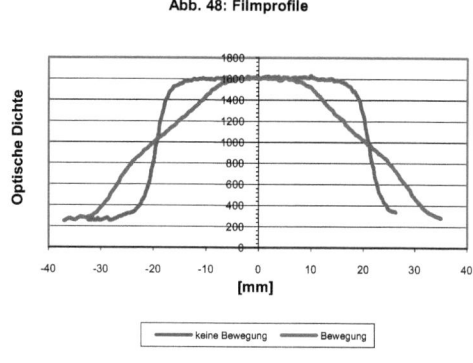

Abb. 48: Filmprofile

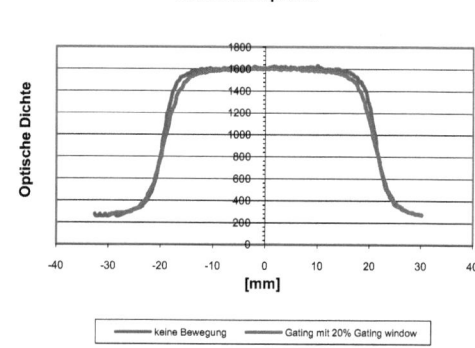

Abb. 50: Filmprofile

Abb. 49: Rechteckfeld gegatet mit 20% Gating Window

Der leichte Dosisabfall des gegateten Profils innerhalb des Bestrahlungsfeldes wird verursacht durch die Residualbewegung innerhalb des 20% Gating Windows.

IV.1.3 Effekt des Gatings auf die Absolutdosis

Der Effekt des Gatings auf die Absolutdosis wurde - wie in III.4.2.5 beschrieben - mittels Relativfilmmessungen quantifiziert. Es wurde ein 4 cm x 4 cm Feld bestrahlt. Die Filmauflage zum Dosisaufbau bestand aus 2 cm Plexiglas. Das Gating Window hatte eine Größe von 10 %, um möglichst viele Ein-Ausschaltvorgänge zu realisieren. Die Anzahl der Einschaltvorgänge betrug 50. Abbildung 51 zeigt Querprofile durch die Filmscans für das ungegatete Feld sowie für das gegatete Feld mit 50

Einschaltvorgängen. Von den beiden Kurven wurde die Differenz gebildet und die pro Einschaltvorgang zu wenig applizierte Dosis berechnet.

Bei der gegateten Bestrahlung des Films mit 50 Einschaltvorgängen wurde nach Messung 0,84% weniger Dosis appliziert als bei der ungegateten Bestrahlung. Dies ergibt für den gegebenen Setup und einer Dosisapplikation von 50 cGy eine Dosisreduktion von 0,0084 cGy pro Einschaltvorgang. Dieser Wert ist so gering, dass die Dosisreduktion durch eine gegatete Behandlung bei der Bestrahlungsplanung vernachlässigt werden kann. Generell muss gesagt werden dass bei der Größe der Messgrößen das Rauschen des Films sowie Scannerungenauigkeiten wahrscheinlich den entscheidenderen Beitrag zum Messergebnis liefern als die eigentliche Dosisreduktion durch die gegatete Bestrahlung.

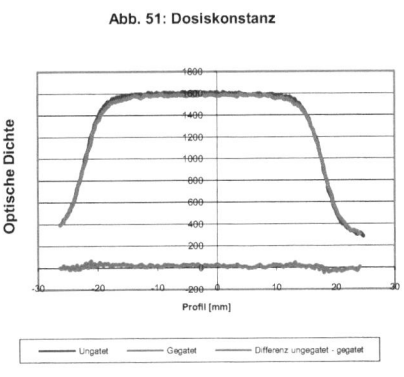

Abb. 51: Dosiskonstanz

IV.1.4 Beschleunigerlatenz

Die Messungen wurden wie unter III.4.2.1 beschrieben durchgeführt. Für die Bestrahlung wurde ein 5 mm Rundkollimator verwendet. Die Amplitude der Horizontalbewegung betrug 1.9 cm bei einer Dauer von 3.7 Sek. pro Zyklus. Bei einer sinusförmigen Atemkurve ergibt das eine Geschwindigkeit des Phantoms bei Durchgang durch die Mittellage von 0,032

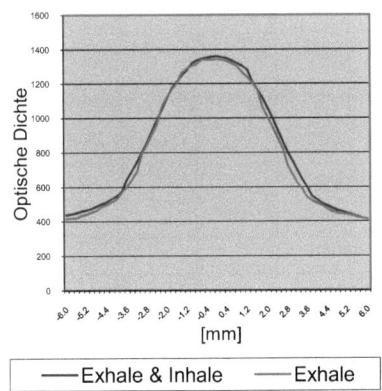

Abb. 52: Beschleunigerlatenz

m/Sek. Abbildung 52 zeigt die Überlagerung der Filmprofile bei Bestrahlung unter Exhale und unter Exhale & Inhale. Das Profil für Exhale ist ca. 0,2 mm schmäler als das für Exhale & Inhale, was bedeutet dass der Beschleuniger zu spät oder zu früh einschaltet. Aus den gegebenen Werten kann man theoretisch berechnen dass die eingestellte Beschleunigerlatenzzeit von 60 Millisekunden um 6.25 Millisekunden zu kurz oder zu lang ist. Bei Veränderung der Latenzzeiteinstellung und erneutem Test ergaben sich jedoch keine messbaren Verbesserungen was in der begrenzten Scannerauflösung begründet liegen muss. Aus diesem Grund wird eine mittlere Latenzzeit von 60 Millisekunden als ausreichend genau angesehen und in den Systemeinstellungen weiter verwendet.

IV.1.5 Verifikation der Atemkurvenextrapolation

Zur Verifikation der Atemkurvenextrapolation wurde wie unter III.4.2.6 vorgegangen. Es wurden Messreihen für eine sinusförmige Atemkurve für Frequenzen von 0,2Hz, 0,4Hz, und 0,6Hz aufgenommen. Jede Messreihe enthielt 30 Messwerte pro Quelle. Der Gating Reference Level lag bei 20%. Als Sollwert für die Markerposition am Gating Reference Level wurde das Gatingphantom am Gating Reference Level angehalten und der Mittelwert aus 6 Röntgenaufnahmen pro Quelle genommen. Die Abweichung der Istposition von der Sollposition des Markers in den Verifikationsröntgenaufnahmen wurde pro Quelle als Vektor in der Isozentrumsebene in mm angegeben.

Tabelle 2 zeigt die vektoriellen mittleren, maximalen und minimalen Abweichungen von der Sollposition des Markers.

	Frequenz 20 Hz		Frequenz 40 Hz		Frequenz 60 Hz	
Vektorielle Abweichung [mm]	Quelle 1	Quelle 2	Quelle 1	Quelle 2	Quelle 1	Quelle 2
mittlere	0,27	0,31	0,38	0,30	0,26	0,59
maximale	0,66	0,96	1,48	0,71	0,80	1,06
minimale	0,09	0,14	0,09	0,12	0,09	0,12

Man erkennt dass durch die Vorausberechnung der Atemkurve deutliche zeitliche Fehler in der Röntgenauslösung entstehen. Die Röntgenbilder werden entweder zu früh oder zu spät ausgelöst, wodurch sich der Marker nicht an der Stelle des Gating Reference Levels befindet. Die Markerabweichung betrug bis zu 1,5 mm bei einer gesamten mittleren Abweichung von 0,35 mm. Durch diesen Effekt kann es bei der Patientenbehandlung in den Röntgenverifkationsbildern zu einer fälschlichen Anzeige einer Markerabweichung kommen da die Bilder nicht zum richtigen Zeitpunkt des Durchgangs der Atemkurve durch den Gating Reference Level geschossen wurden.

IV.1.6 Gesamtsystemgenauigkeit

Die Gesamtsystemgenauigkeit wurde über den gegateten Winston Lutz Test wie unter III.4.2.3 beschrieben ermittelt.

Für die Tests wurde das Gatingphantom mit folgenden Einstellungen betrieben die der normalen menschlichen Atmung sowie einer Hyperventilation nahe kommen.

- Wiederholfrequenz für die Positionierung: 0,5 Hz / 1,0 Hz / 1,5 Hz (entspricht einer Ein-
  Ausatemphase von 2, 1 und 0,66 Sekunden)
- Wiederholfrequenz bei der Bestrahlung: 0,5 Hz und 0,2 Hz
- Amplitude der IR Markerplattform (entspricht der Bauchdeckenbewegung bei Atmung): 1cm
- Amplitude der Dosiswürfelplattform (entspricht der Tumorbewegung bei Atmung): 2,0 cm
- Phase: 0
- Atemkurve: Sinus
- Gating Window von 10% in Atemmittellage (50%)
- Rundkollimatorgröße: 10 mm

Die eingescannten Filme wurden direkt und in der Isodosendarstellung ausgewertet. Dazu wurden jeweils zwei unterschiedlich große „Fadenkreuze" in den durch die

IV. Mess- und Behandlungsergebnisse

Wolframkugel verursachten rundlichen Schatten gefittet, und die Position gemittelt. Diese wurde mit der Position des Beschleunigerisozentrums, das durch die Mitte der bestrahlten Fläche gekennzeichnet ist, verglichen.

Abbildung 53 zeigt ein Beispiel einer Filmauswertung samt den Fadenkreuzen, Abbildung 54 das einer Auswertung an der Isodosendarstellung.

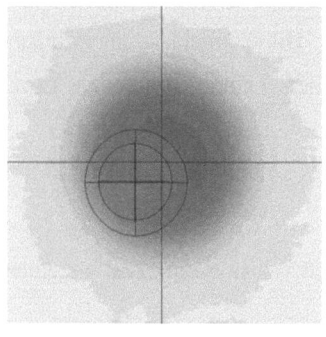 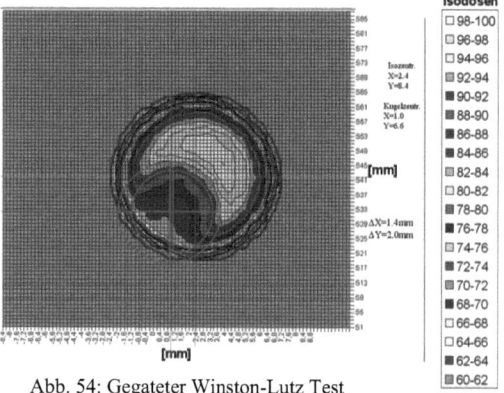

Abb. 53: Gegateter Winston-Lutz Test Auswertung am Film

Abb. 54: Gegateter Winston-Lutz Test Auswertung an der Isodosendarstellung

Zum Vergleich wurde ebenfalls ein nicht gegateter Winston-Lutz Test mit dem konventionellen Röntgenpositioniersystem des Novalis und dem statischen Gatingphantom gemacht. Die Ergebnisse sind in Tabelle 3 dargestellt:

Tabelle 3: Gegateter Winston-Lutz Test

Test	1	2	3	4	5	6	7
Setup Frequenz [Hz]	0	0,5	0,5	0,5	0,5	1,0	1,5
Bestrahlungsfrequenz [Hz]	0	0,5	0,5	0,5	0,5	0,5	0,5
Abweichung Kugelisozentrum – Beschleunigerisozentrum [mm]	2,35	2,44	3,39	2,63	3,41	2,52	2,56
Abweichung gegatet – ungegatet [mm]	-	1,22	1,76	0,77	1,53	1,30	1,11

Die mittlere Abweichung des geplanten Isozentrums (Mitte Wolframkugel) vom Beschleunigerisozentrum betrug 2,83 mm. Dies liegt in der Größenordnung der

IV. Mess- und Behandlungsergebnisse

Abweichung die das konventionelle Positioniersystem geliefert hat (2,35 mm). Dieser Wert weicht jedoch weit von den in der Literatur [23] (Verellen et al) genannten Genauigkeiten von 0,6 mm (SD 0,9 mm) des Novalis Body Röntgenpositioniersystems ab. Auf Grund dieser Messergebnisse sowie dem Fakt, dass die Lage der Kugel in allen Test nahezu identisch war, wurde am Novalis eine Isozentrumsjustage vorgenommen und erneut vier gegatete Winston-Lutz Tests durchgeführt. Das Ergebnis ist in Tabelle 4 wiedergegeben:

Tabelle 4: Gegateter Winston-Lutz Test 2

Test	1	2	3	4
Setup Frequenz [Hz]	0,5	0,5	0,5	0,5
Bestrahlungsfrequenz [Hz]	0,5	0,5	0,5	0,5
Abweichung Kugelisozentrum – Beschleunigerisozentrum [mm]	0,71	1,0	1,0	1,25

Daraus ergibt sich eine mittlere Abweichung von 0,99 mm (SD 0,22 mm). Abbildung 55 zeigt exemplarisch das Ergebnis eines gegateten Winston-Lutz Tests aus dem zweiten Versuchszyklus.

Deutlich erkennbar ist der Schatten der Wolframkugel, dessen Zentrum sich exakt 1 mm vom Beschleunigerisozentrum entfernt befindet. Betrachtet man in Tabelle 3 die Abweichungen des gegateten vom ungegateten Setup, deren Mittelwert 1,28 mm (SD 0,34 mm) beträgt, so befindet man sich im Genauigkeitsbereich der

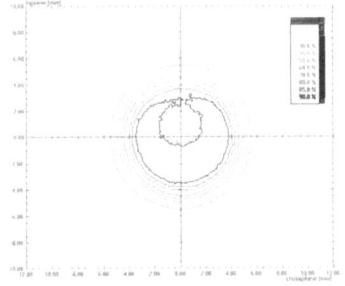

Abb. 55: Gegateter Winston-Lutz Test Isodosendarstellung

Gesamtgenauigkeitsmessung nach der Justage. Damit, sowie dem Ergebnis aus dem zweiten Versuchszyklus zeigt die Gesamtsystemgenauigkeit unter Gatingbedingungen nur geringe Abweichungen von der Genauigkeit unter Standardbedingungen. Die geringen Abweichungen können auf die Systemlatenzen, Atemkurvenvorausberechnungen sowie auf die Residualbewegung der Wolframkugel innerhalb des Gating Windows zurückgeführt werden.

IV.1.7 Feld- und Planverifikation

Zur Verifikation von einzelnen Bestrahlungsfeldern und gesamten Bestrahlungsplänen wurde im Prinzip wie unter III.4.2.4 dargestellt vorgegangen. Anstelle eines bestehenden Bestrahlungsplans ist jedoch ein komplett neuer Bestrahlungsplan auf dem Phantom-CT-Datensatz erstellt und verwendet worden. Dieser neue Plan wurde speziell darauf hinentwickelt, um die Effekte, die beim Gating von besonderem Interesse sind, verdeutlichen zu können. Als Behandlungsmethode wurde die sogenannte „Step & Shoot IMRT" gewählt, eine intensitätsmodulierte Bestrahlung bei der die einzelnen intensitätsmodulierten Felder aus statisch, hintereinander applizierten Einzelfeldern aufgebaut sind. Der Plan besteht aus fünf Feldern mit jeweils zehn Subfeldern, appliziert unter einem Couchwinkel von 0°, wobei die fünf Felder so positioniert sind, dass ein primäres Durchstrahlen des Couchtops vermieden wird. Im Gegensatz zu statischen konformalen Feldern kommt es bei der IMRT nicht nur in

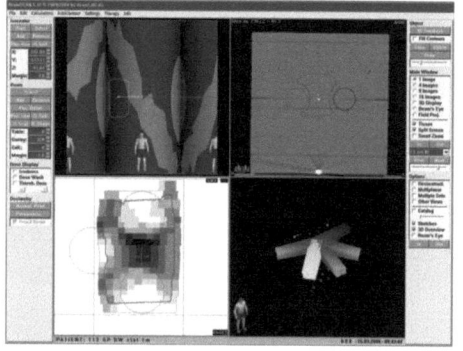

Abb. 56: Bestrahlungsplanübersicht

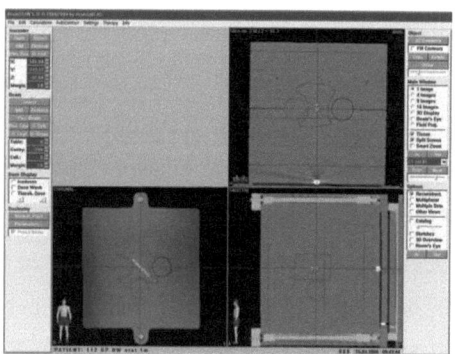

Abb. 57: Zielvolumen und Risikoorgane

den Feldrandbereichen (vgl. IV.1.2), sondern über das gesamte Feld zu einer „Dosisverschmierung". Dies liegt an der modulierten Dosis innerhalb des Feldes die es bei konformalen Feldern nicht gibt. Abbildung 56 zeigt den Bestrahlungsplanaufbau, einen axialen Schnitt durch den Phantom-CT-Datensatz sowie die Fluenzmatrix eines IMRT-Feldes. Das Zielvolumen sowie die drei Risikoorgane wurden so gestaltet, dass sich durch die gegenseitige Nähe und die quasi Einbettung des Zielvolumens in die Risikoorgane steile Dosisgradienten speziell in Bewegungsrichtung des Phantoms ergeben. Durch die Bewegung des Phantoms wird sich in diesen Bereichen steiler Dosisgradienten eine deutliche „Dosisverschmierung" zeigen. Abbildung 57 zeigt das Zielvolumen (rot) und die Risikoorgane (grün, lila, orange) in einem axialen, coronalen und sagittalen Schnitt. Im coronalen Schnitt ist ebenfalls deutlich der im Phantom eingebettete Drahtmarker zu erkennen. Abbildung 58 zeigt den coronalen Schnitt, diesmal mit der zu erwartenden Dosisverteilung. Im Anschlussbereich der Risikoorgane an das Zielvolumen kann man sehr gut die zu erwartenden steilen Dosisgradienten erkennen.

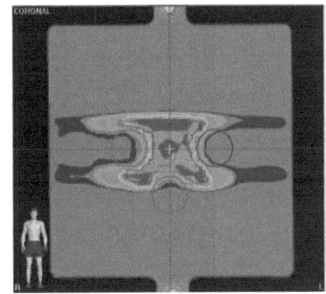

Abb. 58: Coronaler Schnitt mit Dosisverteilung

IV.1.7.1 Feldverifikation

Zum Einzelfeldvergleich wurde Feld 2 des Bestrahlungsplanes verwendet (siehe Abbildung 56), da dies die stärksten Intensitätsinhomogenitäten und die steilsten Intensitätsgradienten aller Felder des Planes aufweist. Das Feld ist wie in III.4.2.4 beschrieben appliziert worden: statisch ohne Gating, dynamisch ohne Gating, dynamisch mit Gating und einem Gating Window von 30% sowie dynamisch mit Gating und einem Gating Window von 20%. Zur Auswertung der Dosismatrizen wurde die RIT 113 Radiation Therapy Dosimetry Software Version 4.3 (Radiological Imaging Technology, Inc., Colorado Springs, CA, USA) verwendet. Abbildung 59 zeigt die vier Fälle in einer Dosewashdarstellung, normiert auf das Maximum.

IV. Mess- und Behandlungsergebnisse

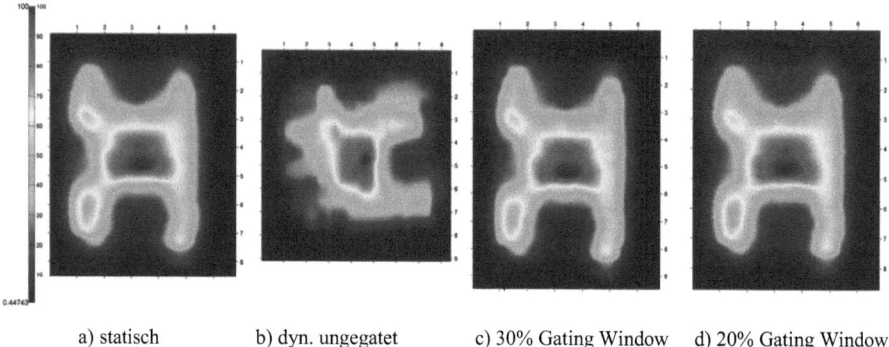

a) statisch   b) dyn. ungegatet   c) 30% Gating Window   d) 20% Gating Window

Abb. 59: Dosewashdarstellung IMRT Feld 2

Es ist gut ersichtlich, dass durch die Abstrahlung des Feldes auf das sich bewegende Phantom ohne Gating (b) die geplante Dosisverteilung (a) komplett verloren geht. Durch eine gegatete Bestrahlung (c, d) kann die geplante Dosisverteilung wieder hergestellt werden. In den Abbildung 60a, b und c sind die Dosisverteilungen für den statischen, den dynamisch ungegateten und den gegateten mit 20% Gating Window noch einmal in einer dreidimensionalen Darstellung gezeigt.

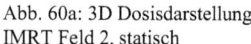

Abb. 60a: 3D Dosisdarstellung
IMRT Feld 2, statisch

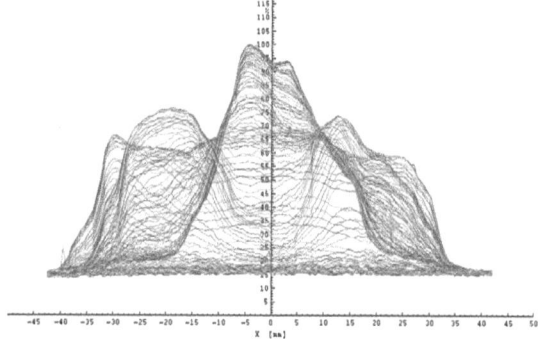

IV. Mess- und Behandlungsergebnisse

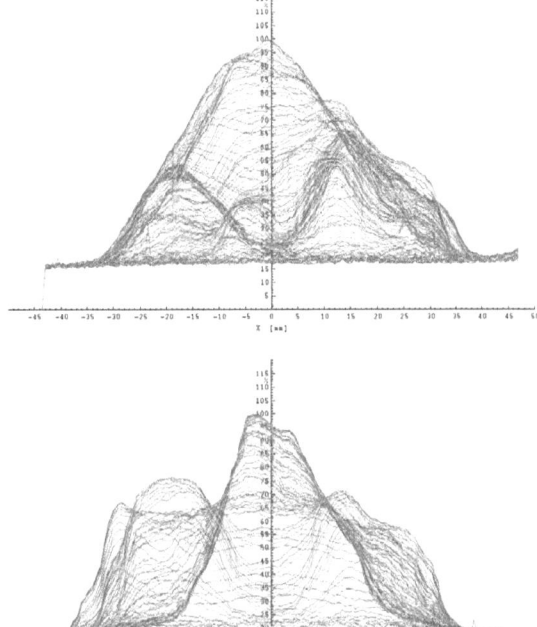

Abb. 60b: 3D Dosisdarstellung
IMRT Feld 2, dynamisch ungegatet

Abb. 60c: 3D Dosisdarstellung
IMRT Feld 2, gegatet mit 20 %
Gating Window

Deutlich erkennbar ist in der 3D-Darstellung wiederum der totale Verlust der geplanten Dosismodulation der ungegateten bewegten gegenüber der statischen Applikation ohne Gating. Durch die gegatete Bestrahlung wird die Struktur der Dosismodulation wiederhergestellt. In der 3D-Darstellung ebenfalls gut zu sehen ist die leichte Abflachung der Dosisverteilung in Bereichen starker Peaks und Dosisgradienten, die durch die Residualbewegung innerhalb des 20% Gating Windows entsteht.

Abbildung 61 zeigt die Dosisdifferenz Statisch - Dyn. ungegatet, Statisch - 30% Gating Window und Statisch - 20% Gating Window. Die Fusion und Subtraktion der einzelnen Bildmatrizen wurde mittels der automatischen Bildfusion des RIT-System plus manuellem Finetuning auf die Filmmarkierungen des Gatingphantoms durchgeführt. Speziell im Fall der Statisch - Dyn. ungegateten Fusion war eine

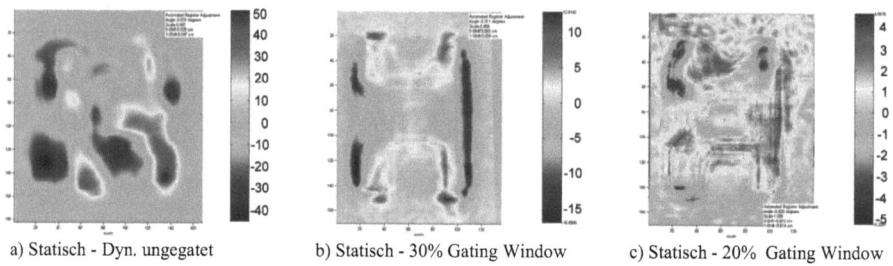

a) Statisch - Dyn. ungegatet   b) Statisch - 30% Gating Window   c) Statisch - 20% Gating Window

Abb 61: Darstellung der Differenzdosis für IMRT Feld 2

automatische Fusion unmöglich. Der rechte Dosisbalken gibt jeweils die Dosisdifferenz in Prozent der Maximaldosis des statischen ungegateten Falls an.

Im Fall a) (Statisch - Dyn. ungegatet) reicht die Dosisdifferenz von -45% bis 51% der Maximaldosis des statisch applizierten Felds, im Fall b) (Statisch - 30% Gating Window) von -16,9% bis 12,8% und im Fall c) (Statisch - 20% Gating Window) von -5,2% bis 4,7%.

Durch das Gating lässt sich also die Dosisabweichung von über 50% für den ungegateten Fall auf 5% für den Fall mit einem 20% Gating Window reduzieren. Die 5% Dosisabweichung ergibt sich aus der Residualbewegung innerhalb des Gating Windows. Da Gating Windows kleiner 20% in der Realität aus Zeitgründen praktisch nicht verwendet werden, ist auf eine Untersuchung für kleinere Gating Windows verzichtet worden.

Eine statistische Auswertung der Dosisdifferenz ist in den Abbildung 62a und b dargestellt.

IV. Mess- und Behandlungsergebnisse

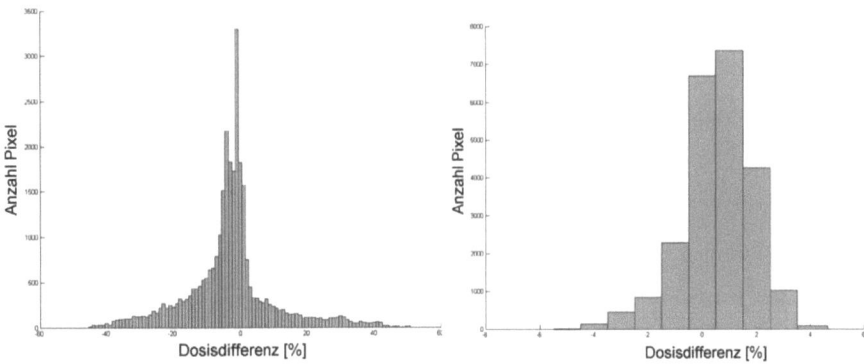

Abb. 62a: Statistische Dosisdifferenz Statisch – Dyn. ungegatet

Abb. 62b: Statistische Dosisdifferenz Statisch – Gegatet 20% Gating Window

Für den ungegateten Fall weist ein Großteil der 2D-Dosismatrix (Flächen größer 500 Pixel) Abweichungen von –15% bis 5% auf. Für den gegateten Fall zeigen diese Flächen nur noch Abweichungen von –3% bis 3%.

Ebenfalls von Interesse für die Auswertung ist die sog. Gammaevaluation. Bei der Gammaevaluation wird der nächstliegende Punkt gesucht, an dem die Dosis im Zielbild der Dosis am Ausgangspunkt im Referenzbild entspricht. Durch die Ermittlung der zwei Parameter „Dosisdifferenz in einem Punkt" und „geringster

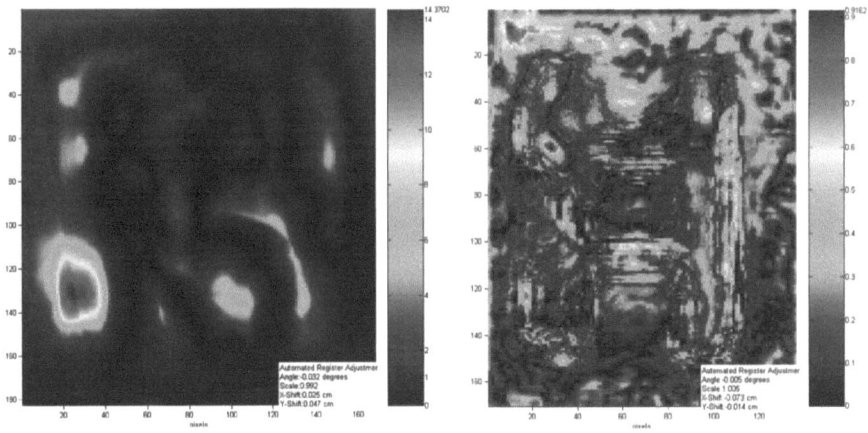

Abb. 63a: Gammaevaluation
Statisch – Dyn. ungegatet

Abb. 63b: Gammaevaluation
Statisch – Gegatet 20% Gating Window

Abstand gleicher Dosis" kann die Qualität der Variation bestimmt werden. Der sich ergebende Gammawert γ wird als Parameter in einer Grafik dargestellt und mit einer Farbkodierung versehen.

Für den Gammavergleich Statisch – Dynamisch ungegatet (Abbildung 63a) ergeben sich Gammawerte von über 14 mm; für den Vergleich Statisch – Gegatet mit 20% Gating Window (Abbildung 63b) liegen die Gammawerte bei nur max. 0,9 mm. Wie die verschiedenen Auswertungen zeigen, können also mittels Gating die komplexen IMRT-Feldfluenzen auch auf sich bewegende Zielvolumina mit hoher Genauigkeit appliziert werden. Bei einer ungegateten IMRT-Behandlung auf ein bewegliches Zielvolumen hätte man einen kompletten Verlust der geplanten Dosisverteilung mit dementsprechenden potentiellen Folgen für den Patienten.

IV.1.7.2 Planverifikation

Der Bestrahlungsplan (siehe IV.1.7) wurde wie in III.4.2.4 beschrieben auf das Phantom appliziert. Die zu applizierende Dosis wurde dabei der Empfindlichkeit des Röntgenfilms angepasst und auf eine Gesamtdosis von 0,8 Gy reduziert. Die Bestückung des Dosiswürfels des Phantoms mit Röntgenfilm geschah in drei Ebenen, der Isozentrums-/Markerebene sowie einer Ebene darüber und darunter. Für die folgende Auswertung wird exemplarisch nur eine der drei Ebenen betrachtet, da die Ergebnisse für die anderen beiden Ebenen weitestgehend äquivalent sind. Der Gating-Reference-Level wurde festgelegt auf 10% für das 20% Gating Window und auf 15% für das 30% Gating Window, um jeweils einen identischen Teil des Gating Windows über und unter dem Gating-Reference-Level zu habe. Die Bewegung des Dosiswürfels war sinusförmig mit einer Amplitude von 2 cm und einer Frequenz von 0,5 Hz. Für das 20% Gating Window betrug die über Additional Imaging Levels gemessene Residualbewegung innerhalb des Gating Windows ca. 2,2 mm.

Für die Auswertung der Filme, welche äquivalent zu der für einzelne Felder durchgeführt wurde, kam wieder die RIT 113 Dosimetriesoftware zum Einsatz. In den Abbildungen 64a) bis d) sind die gemessenen Dosisverteilungen des 5-Felder IMRT Gesamtplans für den statischen, den dynamischen ungegateten und für die mit 20% und 30% Gating Windowgröße gegateten Fälle in einer Messebene des Gatingphantoms aufgezeigt. Die Ergebnisse sind im wesentlichen konsistent mit denen für die Einzelfeldverifikation. Durch die ungegatete Abstrahlung auf das sich bewegende Zielvolumen kommt es zu einem totalen Verlust der geplanten Dosisverteilung, was verglichen mit der Bestrahlungsplanung zu einer zu niedrigen Zielvolumensdosis sowie zu einer zu hohen Risikoorgandosis führt. Am echten Patienten würde dies eine reduzierte Tumorkontrollwahrscheinlichkeit (TCP – Tumor Control Probability) und eine erhöhte Wahrscheinlichkeit von Nebenwirkungen oder Komplikationen im Normalgewebe und Riskioorganen (NTCP – Normal Tissue Complication Probability) bedingen.

IV. Mess- und Behandlungsergebnisse

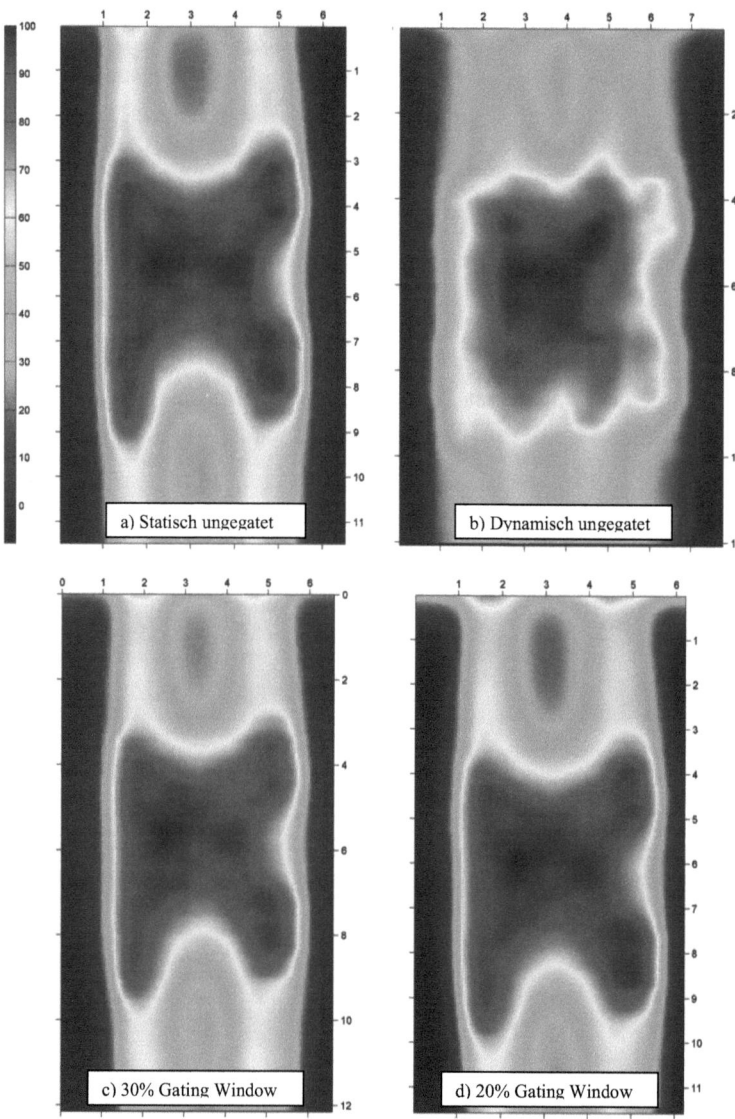

Abb. 64a)-d): Dosisdarstellung einer Schnittebene eines 5-Felder IMRT Plans für die gekennzeichneten unterschiedlichen Fälle

In den Abbildungen 65a, b und c sind die Dosisverteilungen für den statischen, den dynamisch ungegateten und den gegateten Fall mit 20% Gating Window noch einmal in einer dreidimensionalen Darstellung gezeigt.

Abb. 65a: 3D-Dosisdarstellung 5-Felder IMRT Plan, statisch

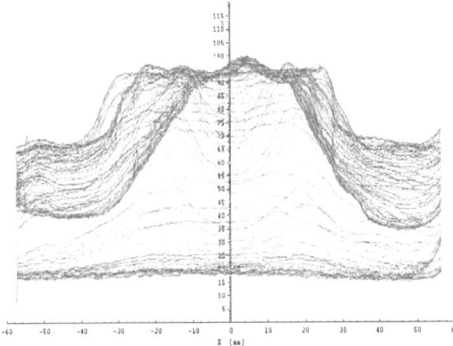

Abb. 65b: 3D-Dosisdarstellung 5-Felder IMRT Plan, dynamisch ungegatet

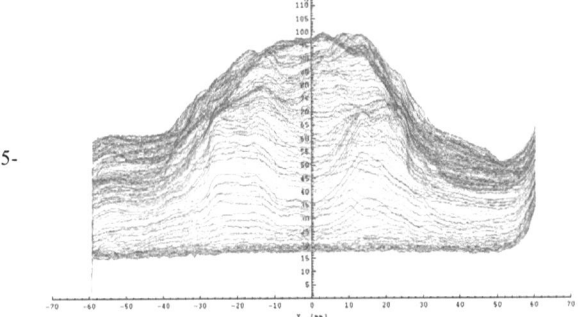

Abb. 65c: 3D Dosisdarstellung 5-Felder IMRT Plan, gegatet mit Gating Window von 20%

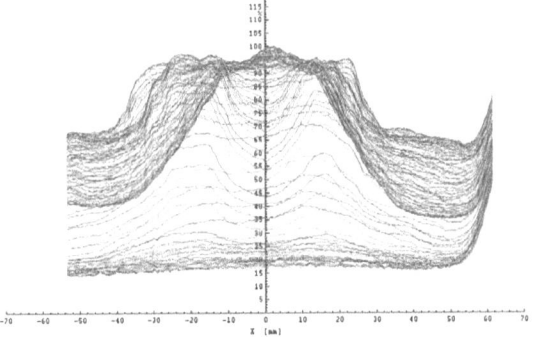

Gut erkennbar ist, dass der flache Dosisbereich bei 95% der das Zielvolumen abdeckt bei der ungegateten Bestrahlung mit Bewegung deutlich reduziert ist und somit eine Unterdosierung im Zielvolumen vorliegt. Durch die gegatete Bestrahlung wird dieser Bereich wieder hergestellt. Durch die Residualbewegung innerhalb des Gating Windows entsteht eine leichte Abflachung der Bereiche steiler Dosisgradienten an den Rändern der Zielvolumensregion.

Die Abbildung 66a) bis c) zeigen die Dosisdifferenz a) Statisch – Dyn. ungegatet, b) Statisch – 30% Gating Window und c) Statisch – 20% Gating Window. Die Fusion und Subtraktion der einzelnen Bildmatrizen wurde mittels der automatischen Bildfusion des RIT System plus manuellem Finetuning auf die Filmmarkierungen des Gatingphantoms durchgeführt. Speziell im Fall der Statisch – Dyn. ungegateten Fusion war eine automatische Fusion unmöglich. Der rechte Dosisbalken gibt jeweils die Dosisdifferenz in Prozent der Maximaldosis des statischen ungegateten Falls an. Im Fall a) (Statisch – Dyn. ungegatet) reicht die Dosisdifferenz von -31% bis 60,7% der Maximaldosis des statisch applizierten Felds, im

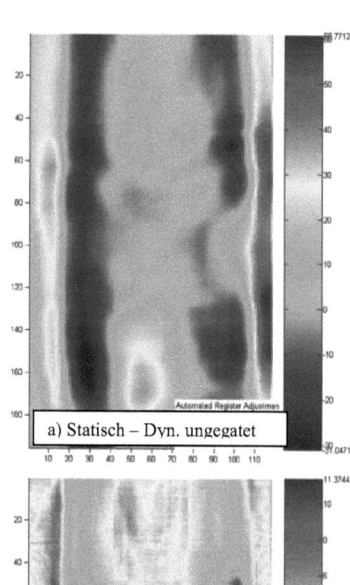

a) Statisch – Dyn. ungegatet

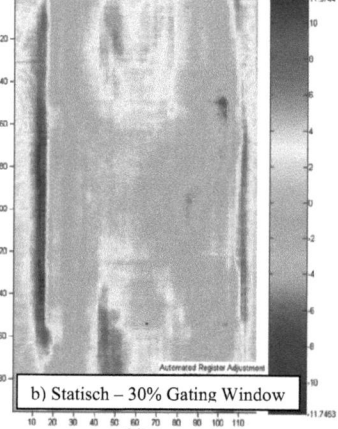

b) Statisch – 30% Gating Window

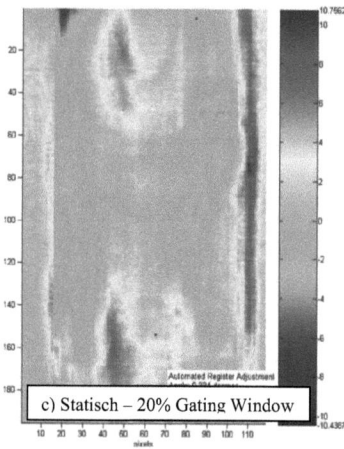

c) Statisch – 20% Gating Window

Abb. 66a)-c): Darstellung der Differenzdosis des 5-Felder IMRT Plans

IV. Mess- und Behandlungsergebnisse

Fall b) (Statisch – 30% Gating Window) von -11,7% bis 11,4% und im Fall c) (Statisch – 20% Gating Window) von -10,4% bis 10,8%.

Durch das Gating lässt sich also die Dosisabweichung von über 60% für den ungegateten Fall auf 10% für den Fall mit einem 20% Gating Window reduzieren. Interessanterweise reduziert sich die Dosisdifferenz im Gegensatz zu der IMRT-Einzelfeldbestrahlung vom 30% auf das 20% Gating Window nur unwesentlich um ca. 1%. Dies kann durch die sehr steilen Dosisgradienten des IMRT-Plans erklärt werden, die innerhalb weniger Millimeter einen Dosisabfall von bis zu 40% aufweisen. Das bedeutet, dass man mit der Residualbewegung des 20% und des 30% Gating Window diesen Bereich gleichermaßen verwischt. Diese Abweichung in den Bereichen der steilen Dosisgradienten an den linken und rechten Bildrändern der Dosisdifferenzbilder ist deutlich zu erkennen.

Eine statistische Auswertung der Dosisdifferenz ist in den Abbildung 67a und b dargestellt.

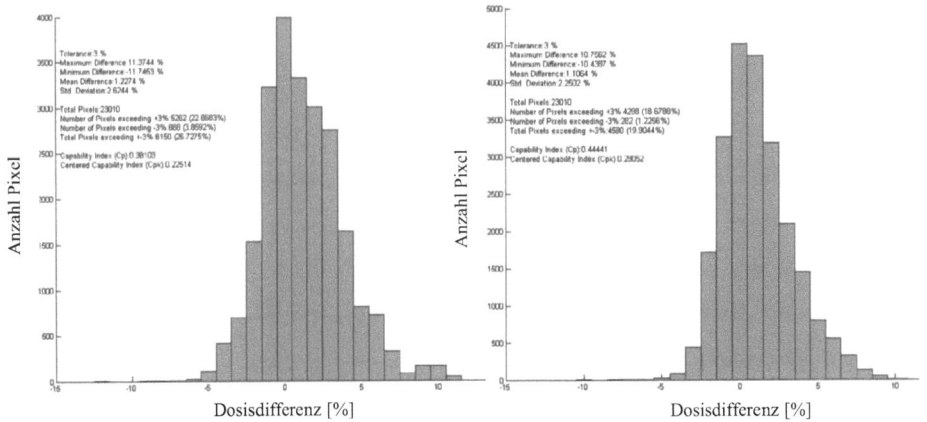

Abb. 67a: Statistische Dosisdifferenz statisch – gegatet 30% Gating Window

Abb. 67b: Statistische Dosisdifferenz statisch – gegatet 20% Gating Window

Anhand der statistischen Auswertung lässt sich erkennen, dass zwar die maximalen Dosisabweichungen auf gleichem Niveau liegen, im Fall des 20% Gating Windows jedoch deutlich mehr Pixel mit 0% und 1% Abweichung vorliegen, während für das 30% Gating Window mehr Pixel mit größeren Abweichungen auftreten.

Für den Gammavergleich Statisch – Dynamisch ungegatet (Abbildung 68a) ergeben sich Gammawerte von über 15 mm, für den Vergleich Statisch – Gegatet mit 30% Gating Window liegen die Gamma-

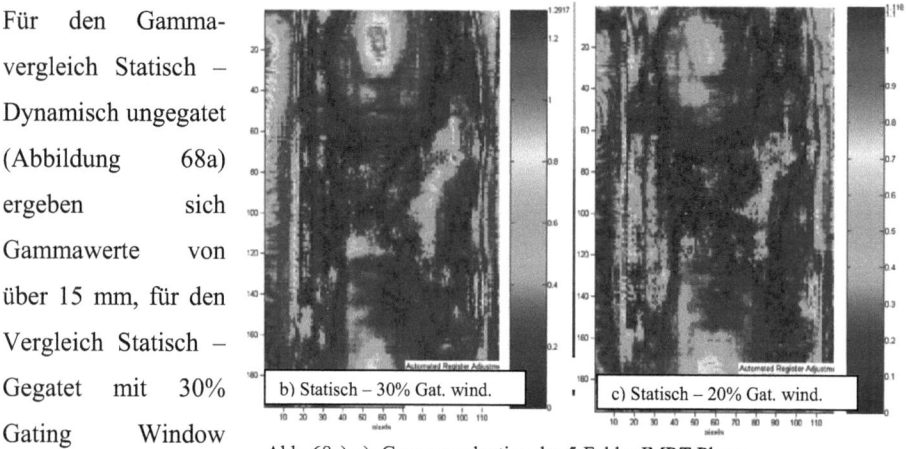

Abb. 68a)-c): Gammaevaluation des 5-Felder IMRT Plans

werte bei maximal 1,29 mm und bei dem Vergleich mit dem 20% Gating Window bei 1,12 mm. Diese Werte befinden sich im gleichen Bereich wie bei der Verifikation des einzelnen IMRT Feldes. Die Dosisabweichung der geplanten Dosis von der applizierten Dosis kann also von 15 mm ohne Gating auf ca. 1 mm mittels Gating reduziert werden. Die Abweichungen zeigen sich in erster Linie in den bereits angesprochenen Bereichen starker Dosisgradienten. Da diese Bereiche typischerweise zwischen Zielvolumen und Risikoorgan liegen, sollte diese Verbreiterung der Penumbra (physikalische Distanz des Dosisabfalls) bereits bei der Bestrahlungsplanung einer gegateten Behandlung berücksichtigt werden. Dieser Effekt wird am deutlichsten, wenn man einen Dosisprofilvergleich durchführt. Die Abbildungen 69a) bis c) zeigen jeweils Profilvergleiche zwischen dem statisch-ungegateten Fall (Referenz) sowie dem dynamisch-ungegateten und den zwei

IV. Mess- und Behandlungsergebnisse

gegateten Fällen (Target). Zusätzlich aufgetragen sind die Dosisdifferenz sowie der Gammafaktor.

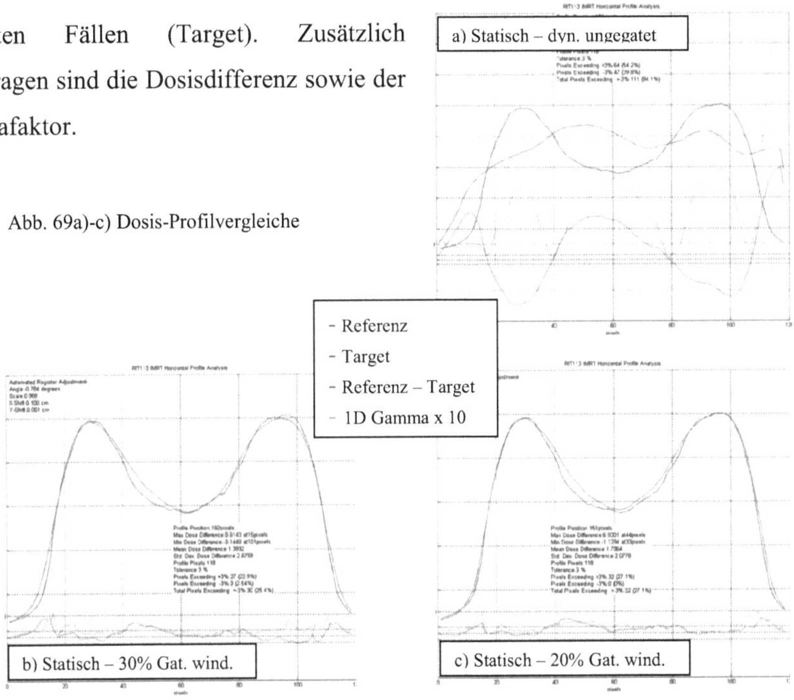

Abb. 69a)-c) Dosis-Profilvergleiche

- Referenz
- Target
- Referenz – Target
- 1D Gamma x 10

a) Statisch – dyn. ungegatet

b) Statisch – 30% Gat. wind.

c) Statisch – 20% Gat. wind.

IV.2 Patientendaten

IV.2.1 Das Patientenkollektiv

Indikation: Lunge

Elf Patienten mit 12 Lungenindikationen wurden mittels Gating im Zeitraum von Dezember 2004 bis Oktober 2006 behandelt. Das mittlere Tumorvolumen betrug 16,64 ccm, das mittlere PTV Volumen 43,13 ccm. Die applizierten Gesamtdosen reichten von 38 Gy bis 79,2 Gy bei acht bis elf Fraktionen.

Patient 1

Weiblich, 60 Jahre, KPS 90, Lungenmetastase linkes Segment 6, Primärindikation:

Eierstockkrebs

Gesamtdosis: 58 Gy

Anzahl Fraktionen: 8

Anzahl Felder: 5

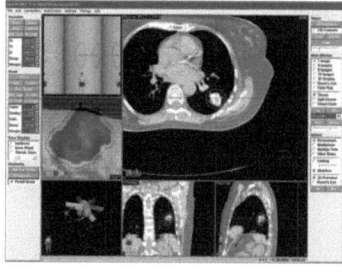

Abb. 70: Bestrahlungsplan Patient 1 Lunge

Tumorgröße: 15,97 ccm

PTV Größe: 42,56 ccm

Patient 2

Weiblich, 68 Jahre, KPS 70, nicht kleinzelliges Lungenkarzinom T1N0M0 rechter unterer Lungenflügel.

Gesamtdosis: 79,2 Gy

Anzahl Fraktionen: 11

Anzahl Felder: 6

Tumorgröße: 4,7 ccm

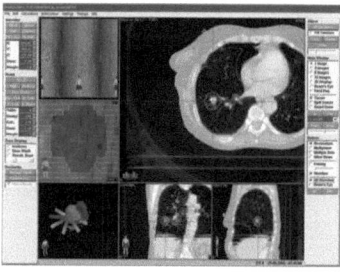

Abb. 71: Bestrahlungsplan Patient 2 Lunge

PTV Größe: 16,39 ccm

Patient 3

Weiblich, 85 Jahre, hochmaligne, hochpolymorphe Lungenmetastase rechtes Segment.

Primärindikation: Myofibroblastisches Liposarkom des rechten Unterschenkels.

Gesamtdosis: 78 Gy

Anzahl Fraktionen: 10

Anzahl Felder: 7

Tumorgröße: 2,72 ccm

PTV Größe: 12,23 ccm

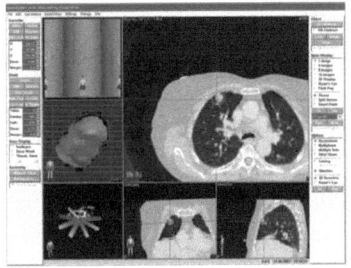

Abb. 72: Bestrahlungsplan Patient 3 Lunge

Patient 4

Weiblich, 48 Jahre, KPS 100, Lungenmetastase rechtes Segment 7. Primärindikation: Gebärmutterkrebs

Gesamtdosis: 78 Gy

Anzahl Fraktionen: 10

Anzahl Felder: 8

Tumorgröße: 13,04 ccm

PTV Größe: 34,05 ccm

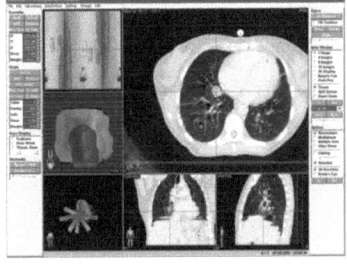

Abb. 73: Bestrahlungsplan Patient 4 Lunge

IV. Mess- und Behandlungsergebnisse

Patient 5

Weiblich, 76 Jahre, Bronchialkarzinom, Plattenepithelkarzinom (NSCLC) links zentral.

Gesamtdosis: 78 Gy

Anzahl Fraktionen: 10

Anzahl Felder: 7

Tumorgröße: 2,54 ccm

PTV Größe: 9,8 ccm

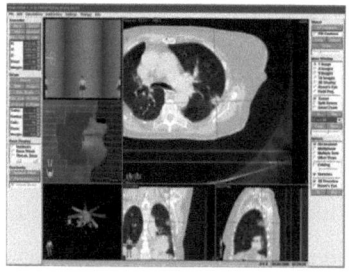

Abb. 74: Bestrahlungsplan Patient 5 Lunge

Patient 6

Männlich, 76 Jahre, Sigma-Karzinom, pulmonal und hepatisch metastasiert.

Gesamtdosis: 50 Gy

Anzahl Fraktionen: 10

Anzahl Felder: 7

Tumorgröße: 34,29 ccm

PTV Größe: 90,61 ccm

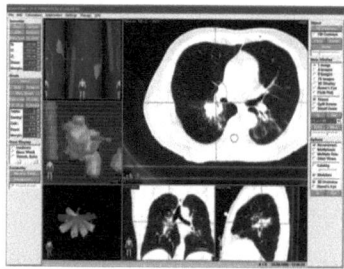

Abb. 75: Bestrahlungsplan Patient 6 Lunge – Indikation 1

Patient 6

Männlich, 76 Jahre, Sigma-Karzinom, pulmonal und hepatisch metastasiert.

Gesamtdosis: 50 Gy

Anzahl Fraktionen: 10

Anzahl Felder: 6

Tumorgröße: 10,47 ccm

PTV Größe: 29,45 ccm

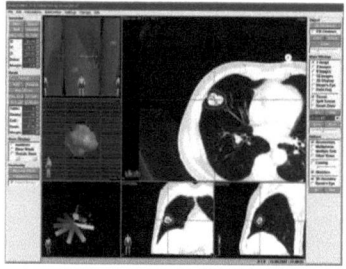

Abb. 76: Bestrahlungsplan Patient 6 Lunge – Indikation 2

Patient 7
Weiblich, 41 Jahre, 4. Rezidiv eines metastatischen Karzinoms der linken Parotis, multiple Lungenmetastasen.
Histologie: Adenoidzystisches Karzinom
Gesamtdosis: 78 Gy
Anzahl Fraktionen: 10
Anzahl Felder: 7
Tumorgröße: 21,42 ccm
PTV Größe: 50,58 ccm

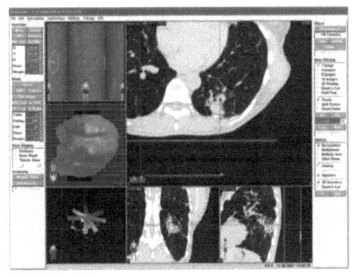

Abb. 77: Bestrahlungsplan Patient 7 Lunge

Patient 8
Weiblich, 43 Jahre, pulmonale Lungenmetastasierung. Primärindikation: Sigma-Karzinom.
Gesamtdosis: 78 Gy
Anzahl Fraktionen: 10
Anzahl Felder: 7
Tumorgröße: 24,83 ccm
PTV Größe: 52,21 ccm

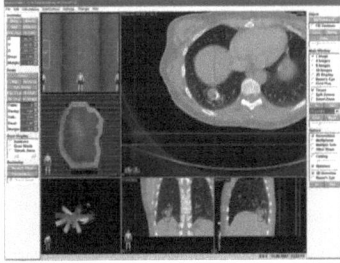

Abb. 78: Bestrahlungsplan Patient 8 Lunge

IV. Mess- und Behandlungsergebnisse

Patient 9
Weiblich, 23 Jahre, malignes Melanom Clark
Level IV, hepatisch (1 Filia Segment 6) und
pulmonal (4 Filiae) metastasiert.
Gesamtdosis: 78 Gy
Anzahl Fraktionen: 10
Anzahl Felder: 6
Tumorgröße: 47,95 ccm
PTV Größe: 90,68 ccm

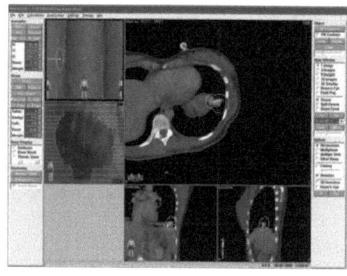

Abb. 79: Bestrahlungsplan Patient 9 Lunge

Patient 10
Männlich, 69 Jahre, Rezidiv eines Bronchial-
Karzinoms mit intrapulmonalen Metastasen
(rechter Unterlappen).
Gesamtdosis: 78 Gy
Anzahl Fraktionen: 10
Anzahl Felder: 5
Tumorgröße: 11,32 ccm
PTV Größe: 54,04 ccm

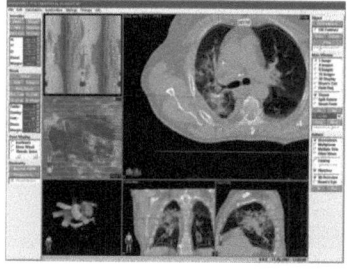

Abb. 80: Bestrahlungsplan Patient 10 Lunge

Patient 11
Männlich, 70 Jahre, multiple pulmonale
Metastasen Primärindikation:
Nierenzellkarzinom
Gesamtdosis: 78 Gy
Anzahl Fraktionen: 10
Anzahl Felder: 5
Tumorgröße: 10,41 ccm
PTV Größe: 34,96 ccm

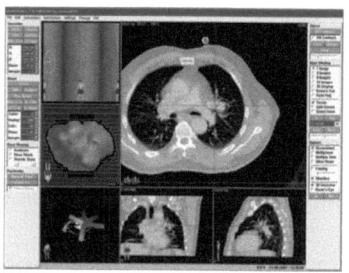

Abb. 81: Bestrahlungsplan Patient 11 Lunge

Indikation: Leber

Ach Patienten mit elf Leberindikationen wurden mittels Gating im Zeitraum von Dezember 2004 bis Oktober 2006 behandelt. Das mittlere Tumorvolumen betrug 41,60 ccm, das mittlere PTV Volumen 64,04 ccm. Die applizierten Gesamtdosen reichten von 34 Gy bis 79,2 Gy bei einer bis elf Fraktionen.

Patient 1
Weiblich, 58 Jahre, KPS 90, Lebermetastase am Porta Hepatis. Primärindikation: Brustkrebs
Gesamtdosis: 79,2 Gy
Anzahl Fraktionen: 11
Anzahl Felder: 8
Tumorgröße: 19,35 ccm
PTV Größe: 70,42 ccm

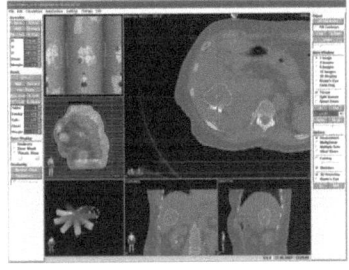

Abb. 82: Bestrahlungsplan Patient 1 Leber

Patient 2
Männlich, 74 Jahre, KPS 90, Lebermetastase am Porta Hepatis in Segment 2. Primärindikation: Rektumkrebs
Gesamtdosis: 79,2 Gy
Anzahl Fraktionen: 9
Anzahl Felder: 7
Tumorgröße: 112,97 ccm
PTV Größe: 112,97 ccm

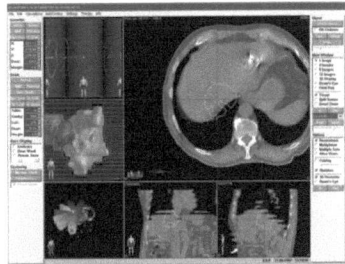

Abb. 83: Bestrahlungsplan Patient 2 Leber – Indikation 1

IV. Mess- und Behandlungsergebnisse

Patient 2

Männlich 74 Jahre, KPS 90, Lebermetastase am Porta Hepatis in Segment 2, Primärindikation: Rektumkrebs

Gesamtdosis: 79,2 Gy

Anzahl Fraktionen: 11

Anzahl Felder: 8

Tumorgröße: 39,6ccm

PTV Größe: 39,6ccm

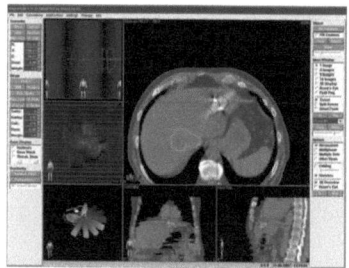

Abb. 84: Bestrahlungsplan Patient 2 Leber – Indikation 2

Patient 3

Männlich, 65 Jahre, Lebermetastasen.

Histologie: mäßig differenziertes Adenokarzinom

Gesamtdosis: 34 Gy

Anzahl Fraktionen: 1

Anzahl Felder: 9

Tumorgröße: 0,5 ccm

PTV Größe: 15,05 ccm

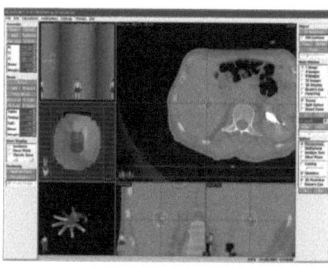

Abb. 85: Bestrahlungsplan Patient 3 Leber – Isozentrum 1

Patient 3

Männlich, 65 Jahre, Lebermetastasen.

Histologie: mäßig differenziertes Adenokarzinom

Gesamtdosis: 79,2 Gy

Anzahl Fraktionen: 11

Anzahl Felder: 7

Tumorgröße: 53,32 ccm

PTV Größe: 83,20 ccm

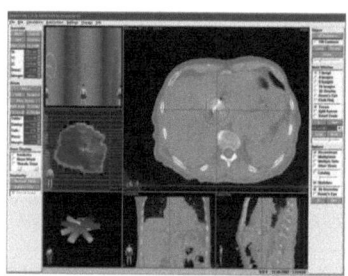

Abb. 86: Bestrahlungsplan Patient 3 Leber – Isozentrum 2

Patient 4
Weiblich, 74 Jahre, KPS 90, Lebermetastase am porta hepatis von einem Karzinom unbekannten Ursprungs
Gesamtdosis: 79,2 Gy
Anzahl Fraktionen: 11
Anzahl Felder: 6
Tumorgröße: 87,29 ccm
PTV Größe: 134,7 ccm

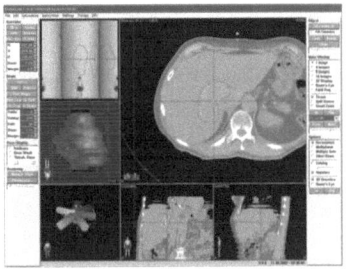

Abb. 87: Bestrahlungsplan Patient 4 Leber

Patient 5
Weiblich, 54 Jahre, stenosierendes Tumorrezidiv eines Plattenepithelkarzinoms des Ösophagus.
Gesamtdosis: 79,2 Gy
Anzahl Fraktionen: 11
Anzahl Felder: 6
Tumorgröße: 25,55 ccm
PTV Größe: 73,88 ccm

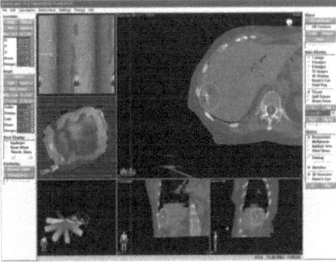

Abb. 88: Bestrahlungsplan Patient 5 Leber

Patient 6
Männlich, Lebermetastase unbekannten Ursprungs
Gesamtdosis: 38 Gy
Anzahl Fraktionen: 10
Anzahl Felder: 7
Tumorgröße: 87,12 ccm
PTV Größe: 87,12 ccm

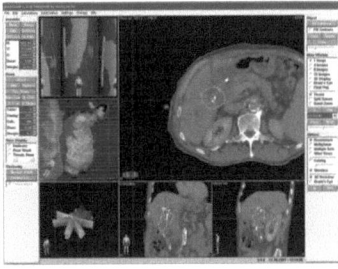

Abb. 89: Bestrahlungsplan Patient 6 Leber

Patient 7 Indikation 1
Weiblich, 57 Jahre, Leiomyosarkom, primäre Lokalisation mit Infiltration der linken Niere und Nebenniere, Pankreasschwanz. Metastasen (pulmonal, hepatisch)
Gesamtdosis: 78 Gy
Anzahl Fraktionen: 10
Anzahl Felder: 9
Tumorgröße: 17,57 ccm
PTV Größe: 43,96 ccm

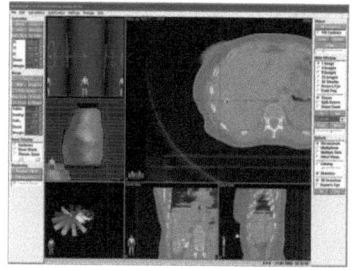

Abb. 90: Bestrahlungsplan Patient 7 Leber – Indikation 1

Patient 7 Indikation 2
Metastasen (pulmonal, hepatisch)
Gesamtdosis: 78 Gy
Anzahl Fraktionen: 10
Anzahl Felder: 8
Tumorgröße: 6,09 ccm
PTV Größe: 19,25 ccm

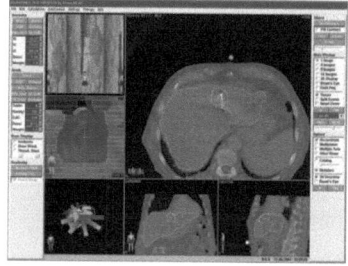

Abb. 91: Bestrahlungsplan Patient 7 Leber – Indikation 2

Patient 8
Männlich, 72 Jahre, multiple bilobäre stoffwechsekaktive Lebermetastasen in den Segmenten I, II, V.
Gesamtdosis: 78 Gy
Anzahl Fraktionen: 10
Anzahl Felder: 6
Tumorgröße: 8,27 ccm
PTV Größe: 24,28 ccm

Abb. 92: Bestrahlungsplan Patient 8 Leber

IV.2.2 Patientenatmung

Abbildung 93 gibt exemplarisch einen typischen Teil der Atemkurve des Lungenpatienten 1 während der Behandlung wieder. Eingetragen sind ebenfalls der Gating Reference Level, das Gating Window sowie die Zeitpunkte zu denen Röntgenverifikationsbilder akquiriert worden sind. Man kann deutlich erkennen, wie die Atmung aus dem Gating Window herauswandert und nach ca. 45 Atemzyklen wieder zurückkehrt. Dieses Herauswandern aus dem Gating Window ist ein Effekt, der bei praktisch allen Patienten aufgetreten ist. Wandert die Atemkurve nach oben aus dem Gating Window heraus und kehrt nicht mehr zurück, so muss der Patient erneut positioniert werden. Driftet die Atemkurve nach unten und befindet sich das Gating Window nicht mehr in der Ausatemphase, sollte über Verifikationsröntgenbilder festgestellt werden, ob die Atemverschiebung auch eine Verschiebung der Tumorposition zur Folge hatte, um gegebenenfalls die Behandlung zu unterbrechen und den Patienten neu zu positionieren. Diese Verschiebung der Atemlage während

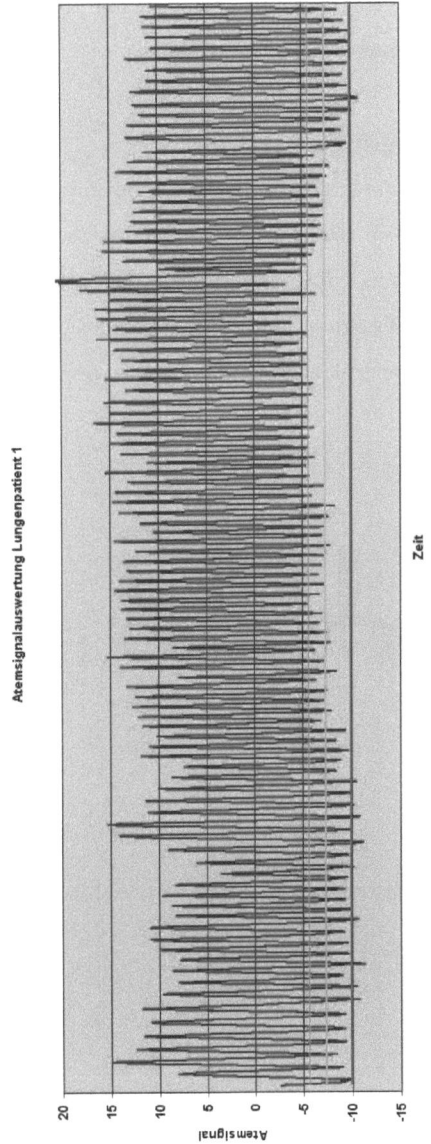

Abb. 93: Atemsignalausschnitt Lungenpatient 1

der Behandlung stellt den größten Problemfaktor dar, da er rein patientenabhängig ist und auf technischem Wege bei den gegebenen Systemvoraus-setzungen nicht gelöst werden kann [34]. Eine sich ständig ändernde Atemlage kann mehrere Positionierungen sowie erhöhte Behandlungsungenauigkeiten bedingen.

IV.2.3 Setup-Genauigkeit: Konventionell gegenüber gegatet

Der Unterschied der gegateten Positionierung gegenüber der konventionellen infrarotbasierenden Positionierung wurde wie in III.5.6.1 beschrieben evaluiert. Die Graphen geben für jeden Patienten jeweils den Unterschied in vertikaler, longitudinaler und lateraler Richtung pro Fraktion an. Darüber hinaus ist der maximale, minimale und mittlere vektorielle Setup-Unterschied berechnet worden.

Indikation: Lunge

Patient 1
Vektorielle Abweichung
Max.: 13,78 mm
Min.: 2,05 mm
Mittel: 7,88 mm

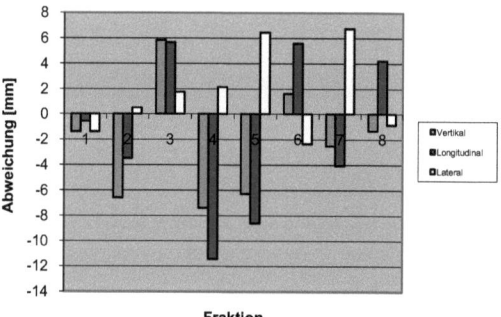

Abb. 94: Setup-Abweichung konv. – gegatet Patient 1 (Lunge)

IV. Mess- und Behandlungsergebnisse

Patient 2
Vektorielle Abweichung
Max.: 12,86 mm
Min.: 3,58 mm
Mittel: 6,64 mm

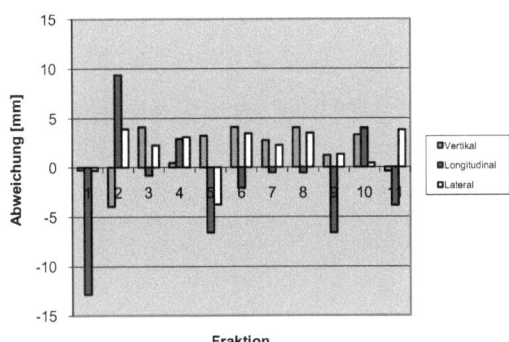

Abb. 95: Setup-Abweichung konv. – gegatet Patient 2 (Lunge)

Patient 3
Vektorielle Abweichung
Max.: 26,98 mm
Min.: 2,33 mm
Mittel: 11,83 mm

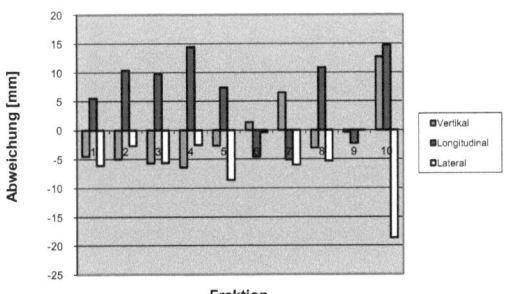

Abb. 96: Setup-Abweichung konv. – gegatet Patient 3 (Lunge)

Patient 4
Vektorielle Abweichung
Max.: 34,34 mm
Min.: 2,96 mm
Mittel: 23,74 mm

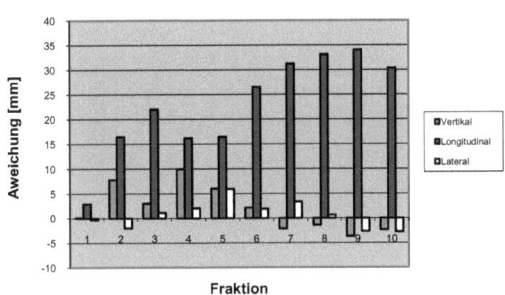

Abb. 97: Setup-Abweichung konv. – gegatet Patient 4 (Lunge)

IV. Mess- und Behandlungsergebnisse

Patient 5
Vektorielle Abweichung
Max.: 7,78 mm
Min.: 3,22 mm
Mittel: 5,56 mm

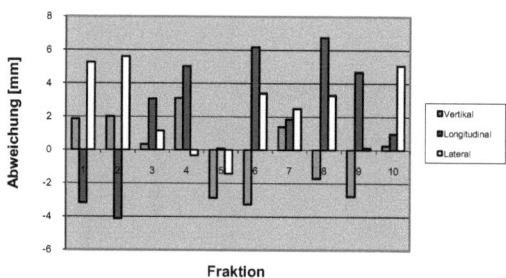

Abb. 98: Setup-Abweichung konv. – gegatet Patient 5 (Lunge)

Patient 6
Vektorielle Abweichung
Max.: 26,44 mm
Min.: 21,09 mm
Mittel: 23,12 mm

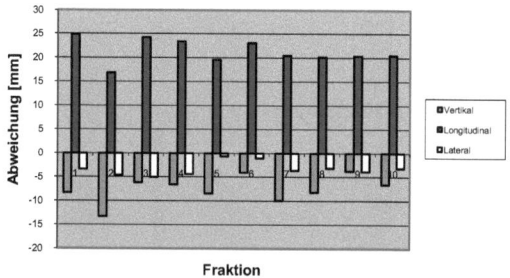

Abb. 99: Setup-Abweichung konv. – gegatet Patient 6 (Lunge)

Patient 7
Vektorielle Abweichung
Max.: 22,6 mm
Min.: 8,9 mm
Mittel: 15,56 mm

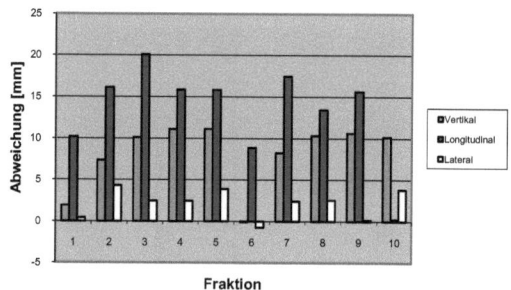

Abb. 100: Setup-Abweichung konv. – gegatet Patient 7 (Lunge)

Patient 8
Vektorielle Abweichung
Max.: 28,93 mm
Min.: 8,01 mm
Mittel: 21,31 mm

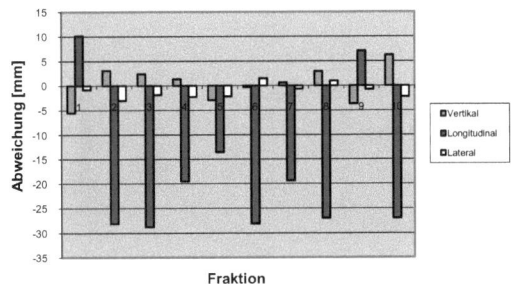

Abb. 101: Setup-Abweichung konv. – gegatet Patient 8 (Lunge)

Patient 9
Vektorielle Abweichung
Max.: 15,81 mm
Min.: 1,58 mm
Mittel: 10,55 mm

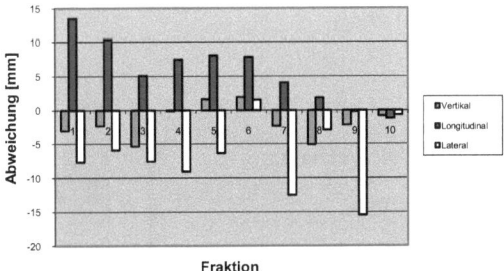

Abb. 102: Setup-Abweichung konv. – gegatet Patient 9 (Lunge)

Patient 10
Vektorielle Abweichung
Max.: 24,34 mm
Min.: 2,09 mm
Mittel: 11,24 mm

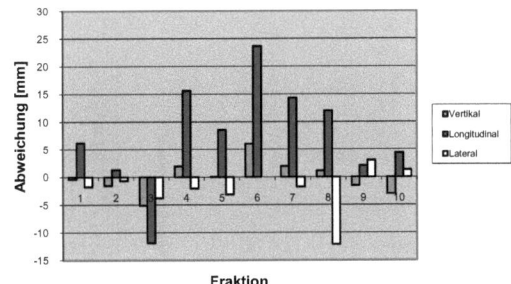

Abb. 103: Setup-Abweichung konv. – gegatet Pat. 10 (Lunge)

IV. Mess- und Behandlungsergebnisse

Patient 11
Vektorielle Abweichung
Max.: 47,81 mm
Min.: 2,0 mm
Mittel: 8,88 mm

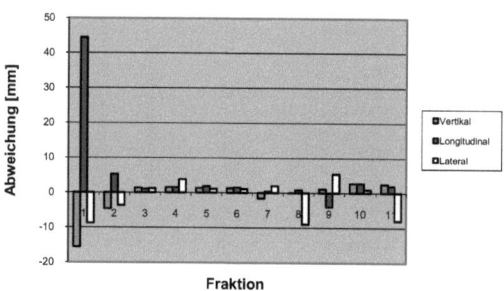

Abb. 104: Setup-Abweichung konv. – gegatet Pat. 11 (Lunge)

Indikation: Leber

Patient 1
Vektorielle Abweichung
Max.: 21,02 mm
Min.: 4,5 mm
Mittel: 8,53 mm

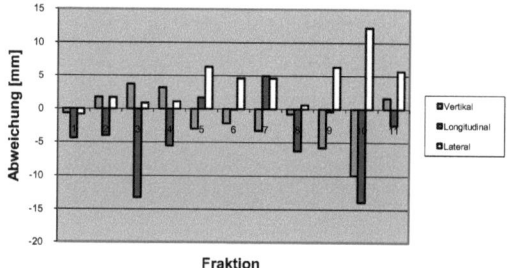

Abb. 105: Setup-Abweichung konv. - gegatet Patient 1 (Leber)

Patient 2
Vektorielle Abweichung
Max.: 23,04 mm
Min.: 2,27 mm
Mittel: 11,02 mm

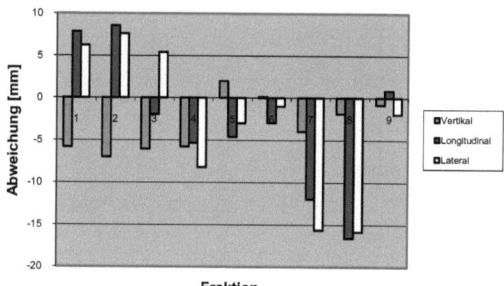

Abb. 106: Setup-Abweichung konv. - gegatet Patient 2 (Leber)
Indikation 1

Patient 2
Vektorielle Abweichung
Max.: 10,08 mm
Min.: 2,07 mm
Mittel: 5,64 mm

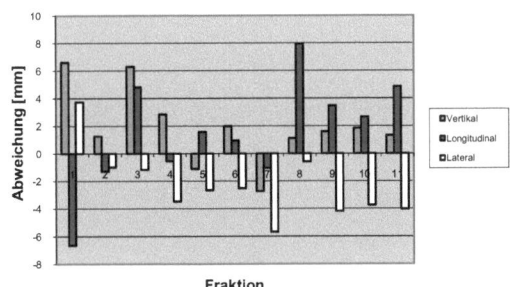

Abb. 107: Setup-Abweichung konv. - gegatet Patient 2 (Leber)
Indikation 2

Patient 3
Vektorielle Abweichung
Max.: 15,97 mm
Min.: 2,26 mm
Mittel: 8,57 mm

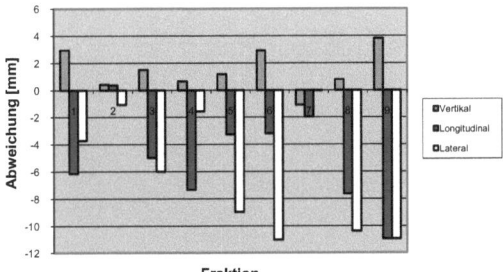

Abb. 108: Setup-Abweichung konv. - gegatet Patient 3 (Leber)

Patient 4
Vektorielle Abweichung
Max.: 15,17 mm
Min.: 5,89 mm
Mittel: 11,49 mm

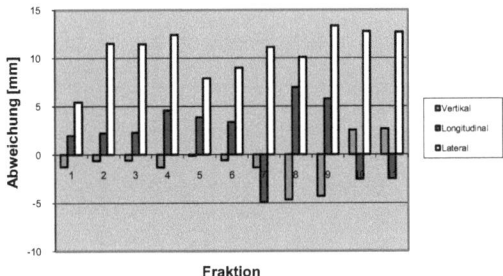

Abb. 109: Setup-Abweichung konv. - gegatet Patient 4 (Leber)

IV. Mess- und Behandlungsergebnisse

Patient 5
Vektorielle Abweichung
Max.: 29,08 mm
Min.: 4,84 mm
Mittel: 10,49 mm

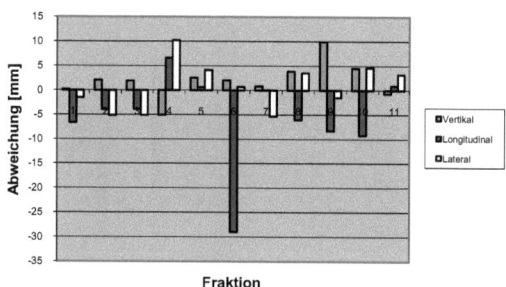

Abb. 110: Setup-Abweichung konv. - gegatet Patient 5 (Leber)

Patient 6
Vektorielle Abweichung
Max.: 34,34 mm
Min.: 2,96 mm
Mittel: 23,74 mm

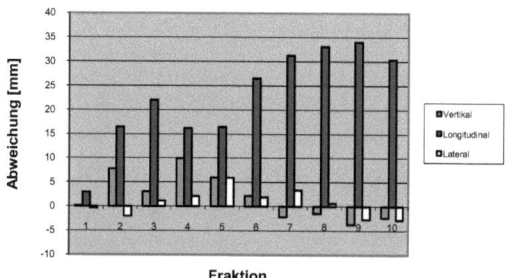

Abb. 111: Setup-Abweichung konv. - gegatet Patient 6 (Leber)

Patient 7
Vektorielle Abweichung
Max.: 16,65 mm
Min.: 4,05 mm
Mittel: 10,93 mm

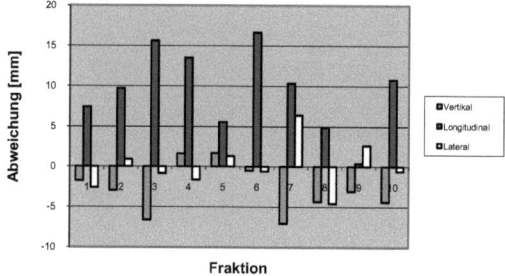

Abb. 112: Setup-Abweichung konv. - gegatet Patient 7 (Leber)
Indikation 1

IV. Mess- und Behandlungsergebnisse

Patient 7
Vektorielle Abweichung
Max.: 12,57 mm
Min.: 4,51 mm
Mittel: 9,04 mm

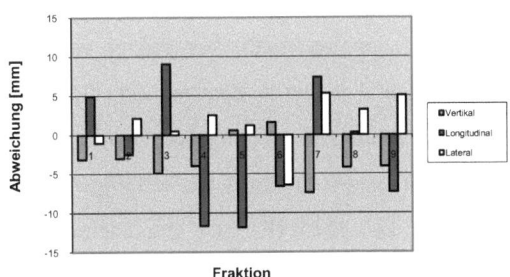

Abb. 113: Setup-Abweichung konv. - gegatet Patient 7 (Leber) Indikation 2

Patient 8
Vektorielle Abweichung
Max.: 9,48 mm
Min.: 4,06 mm
Mittel: 6,68 mm

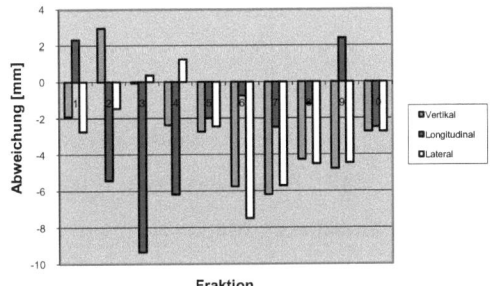

Abb. 114: Setup-Abweichung konv. - gegatet Patient 8 (Leber)

Die mittlere vektorielle Setup-Abweichung der Lungenpatienten beträgt 13,3 mm (SD 6,65 mm), die der Leberpatienten 10,61 mm (SD 5,0 mm). Dies entspricht dem mittleren Fehler, den man in der Positionierung des Patientenkollektivs im Falle eines ungegateten Setups gemacht hätte. Die Maximalfehler liegen für Lunge bei 47,81 mm und für Leber bei 34,34 mm und damit weit über den Mittelwerten. Sie befinden sich ferner auch weit über den konventionell bei Lunge- und Leberindikationen verwendeten Sicherheitssäumen. Dies hätte im vorliegenden Fall zu einer eindeutigen Fehlbehandlung mit einer Unterdosierung des Tumors und einer nicht abschätzbaren Dosis im Normalgewebe geführt.

Bei einigen Patienten zeigt sich darüber hinaus eine eindeutige Tendenz zur Setup-Verschiebung in eine bestimmte Richtung. Lungenpatient 6 oder Leberpatient 4 weisen beispielsweise eine konstante Verschiebung des Zielvolumens auf. Daraus lässt sich schlussfolgern, dass bereits vor der Positionierung - z.b. bei der CT-Aufnahme - ein systematischer Fehler vorgelegen hat. Demgegenüber weist z.B. Lungenpatient 1 keinerlei Tendenz auf; die Werte geben also an wie viel der Tumor sich von Fraktion zu Fraktion gegenüber den IR-Markern verschiebt.

Generell ist dieses Ergebnis der zufälligen, nicht vorhersagbaren interfraktionellen Variabilität zwischen IR- und gegatetem röntgenbasierenden Setup von großer Bedeutung für die Qualität der Behandlung. Der Effekt, den die wesentlich genauere gegatete Positionierung auf den Erfolg der Behandlung hat, wird aber erst nach Verfügbarkeit von Follow-up-Daten über einen längeren Zeitraum und ein genügend großes Patientenkollektiv nachweisbar sein.

IV.2.4 On-Target Verifikation

Die On-Target Verifikation wurde entsprechend III.5.6.2 für alle Indikationen durchgeführt. Mit Ausnahme von Lungenpatient 1 wurden jeweils beide Markerenden als separate Marker definiert und ausgewertet. Die Graphen geben die mittleren vektoriellen Abweichungen sowie die Standardabweichung (SD) pro Marker und Fraktion wieder.

Patient 1

Anzahl Verifikationsröntgenbilder: 114

Mittlere Abweichung (SD) Marker 1: 2,07 mm (0,87 mm)

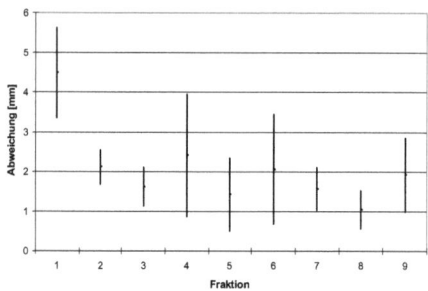

Bei Patient 1 war nur ein Marker definiert.

Abb. 115: Mittlere Abweichung Marker 1 plus Standardabweichung pro Fraktion

Patient 2

Anzahl Verifikationsröntgenbilder: 172

Mittlere Abweichung (SD) Marker 1: 4,29 mm (2,10 mm)

Mittlere Abweichung (SD) Marker 2: 3,93 mm (1,90 mm)

Mittlere Abweichung (SD) gesamt: 4,11 mm (2,00 mm)

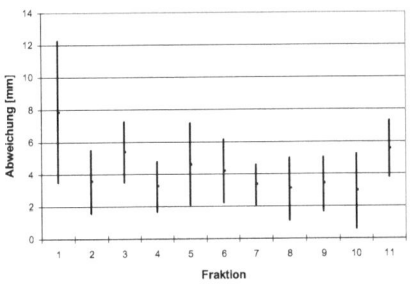

Abb. 116: Mittlere Abweichung Marker 1 plus Standardabweichung pro Fraktion

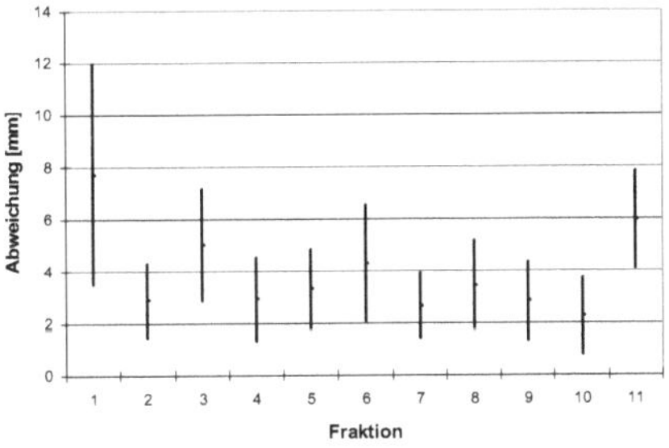

Abb. 117: Mittlere Abweichung Marker 2 plus Standardabweichung pro Fraktion

Patient 3

Anzahl Verifikationsröntgenbilder: 158

Mittlere Abweichung (SD) Marker 1: 3,53 mm (1,28 mm)

Mittlere Abweichung (SD) Marker 2: 3,57 mm (1,37 mm)

Mittlere Abweichung (SD) gesamt: 3,55 mm (1,32 mm)

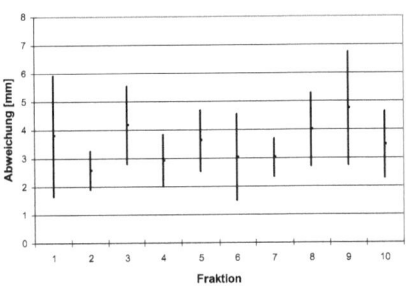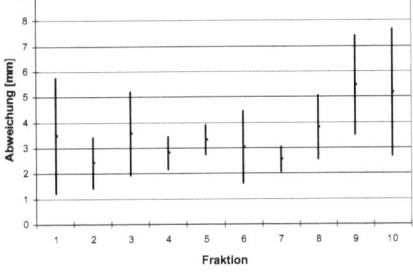

Abb. 118: Mittlere Abweichung Marker 1 plus Standardabweichung pro Fraktion

Abb. 119: Mittlere Abweichung Marker 2 plus Standardabweichung pro Fraktion

Patient 4

Anzahl Verifikationsröntgenbilder: 117

Mittlere Abweichung (SD) Marker 1: 1,57 mm (0,68 mm)

Mittlere Abweichung (SD) Marker 2: 1,45 mm (0,74 mm)

Mittlere Abweichung (SD) gesamt: 1,51 mm (0,71 mm)

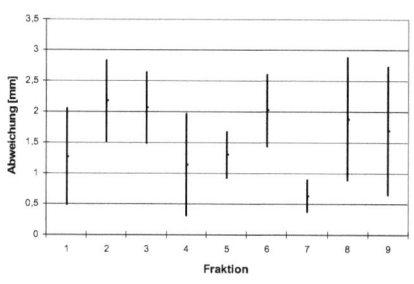

Abb. 120: Mittlere Abweichung Marker 1 plus Standardabweichung pro Fraktion

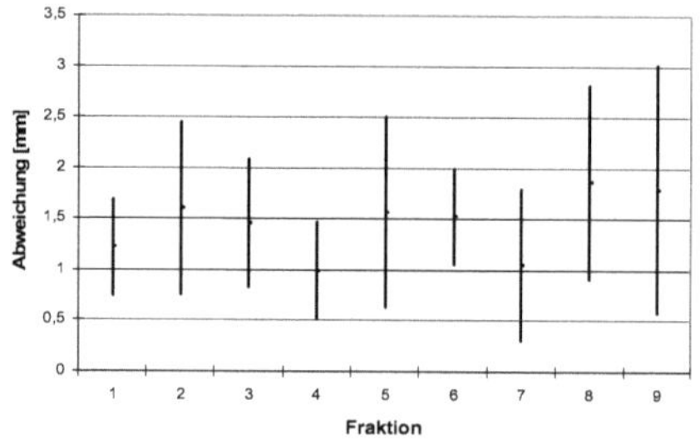

Abb. 121: Mittlere Abweichung Marker 2 plus Standardabweichung pro Fraktion

Patient 5

Anzahl Verifikationsröntgenbilder: 99

Mittlere Abweichung (SD) Marker 1: 1,08 mm (0,55 mm)

Mittlere Abweichung (SD) Marker 2: 1,50 mm (0,63mm)

Mittlere Abweichung (SD) gesamt: 1,29 mm (0,59 mm)

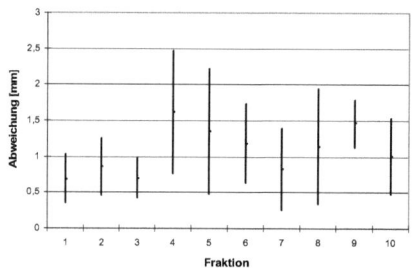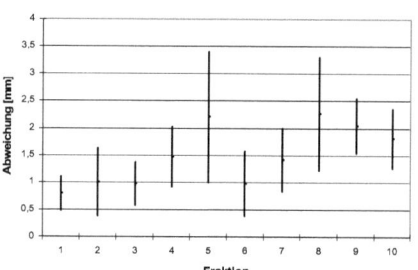

Abb. 122: Mittlere Abweichung Marker 1 plus Standardabweichung pro Fraktion

Abb. 123: Mittlere Abweichung Marker 2 plus Standardabweichung pro Fraktion

Patient 6

Anzahl Verifikationsröntgenbilder: 166

Mittlere Abweichung (SD) Marker 1: 2,88 mm (1,53 mm)

Mittlere Abweichung (SD) Marker 2: 3,08 mm (2,01 mm)

Mittlere Abweichung (SD) gesamt: 2,98 mm (1,58 mm)

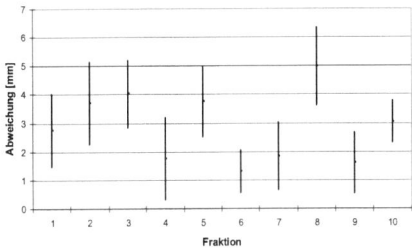

Abb. 124: Mittlere Abweichung Marker 1 plus Standardabweichung pro Fraktion

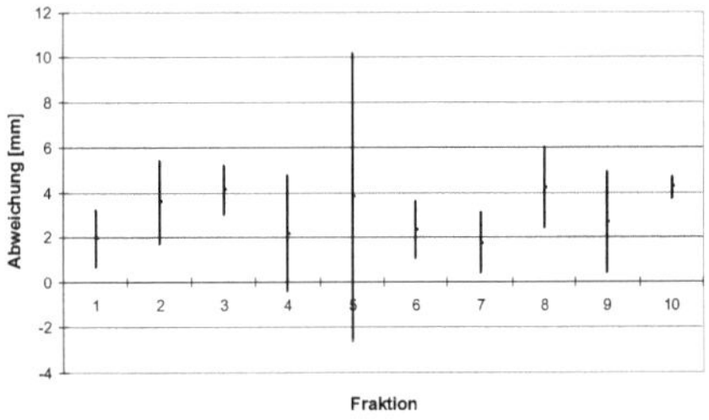

Abb. 125: Mittlere Abweichung Marker 2 plus Standardabweichung pro Fraktion

Patient 6

Anzahl Verifikationsröntgenbilder: 109

Mittlere Abweichung (SD) Marker 1: 2,69 mm (1,01 mm)

Mittlere Abweichung (SD) Marker 2: 2,71 mm (1,40 mm)

Mittlere Abweichung (SD) gesamt: 2,70 mm (1,20 mm)

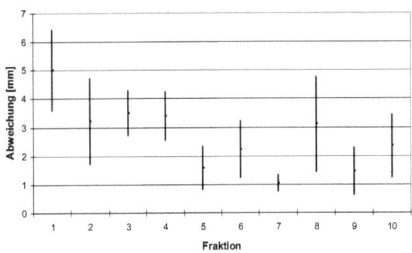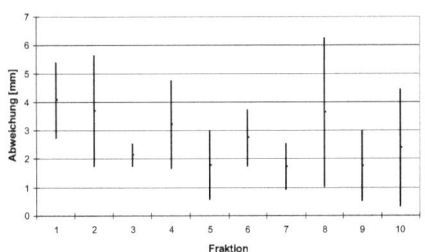

Abb. 126: Mittlere Abweichung Marker 1 plus Standardabweichung pro Fraktion

Abb. 127: Mittlere Abweichung Marker 2 plus Standardabweichung pro Fraktion

IV. Mess- und Behandlungsergebnisse

Patient 7

Anzahl Verifikationsröntgenbilder: 99

Mittlere Abweichung (SD) Marker 1: 2,41 mm (0,81 mm)

Mittlere Abweichung (SD) Marker 2: 3,05 mm (1,17 mm)

Mittlere Abweichung (SD) gesamt: 2,73 mm (0,99 mm)

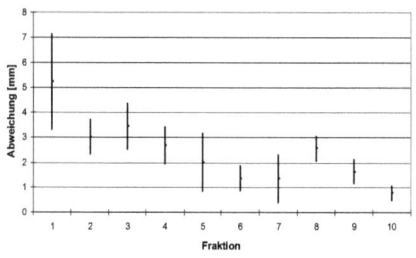

Abb. 128: Mittlere Abweichung Marker 1 plus Standardabweichung pro Fraktion

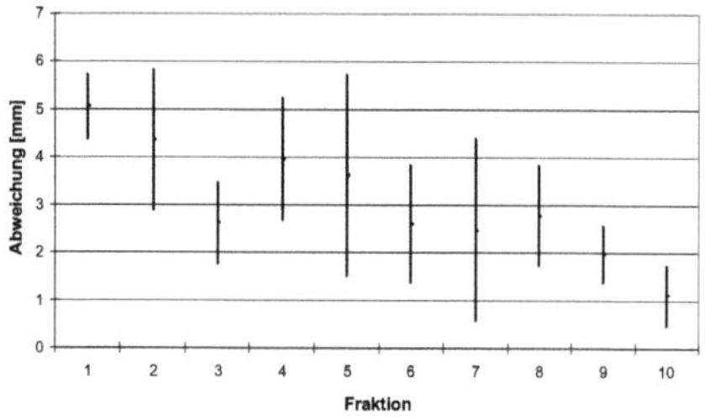

Abb. 129: Mittlere Abweichung Marker 2 plus Standardabweichung pro Fraktion

Patient 8

Anzahl Verifikationsröntgenbilder: 153

Mittlere Abweichung (SD) Marker 1: 4,08 mm (2,17 mm)

Mittlere Abweichung (SD) Marker 2: 4,34 mm (2,30 mm)

Mittlere Abweichung (SD) gesamt: 4,21 mm (2,33 mm)

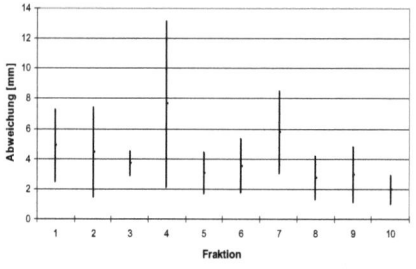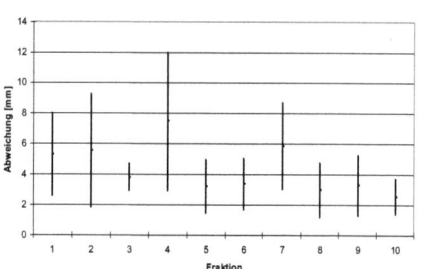

Abb. 130: Mittlere Abweichung Marker 1 plus Standardabweichung pro Fraktion

Abb. 131: Mittlere Abweichung Marker 2 plus Standardabweichung pro Fraktion

IV. Mess- und Behandlungsergebnisse

Patient 9

Anzahl Verifikationsröntgenbilder: 99

Mittlere Abweichung (SD) Marker 1: 1,49 mm (0,88 mm)

Mittlere Abweichung (SD) Marker 2: 1,94 mm (0,90 mm)

Mittlere Abweichung (SD) gesamt: 1,72 mm (0,89 mm)

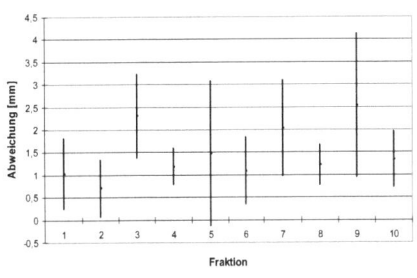

Abb. 132: Mittlere Abweichung Marker 1 plus Standardabweichung pro Fraktion

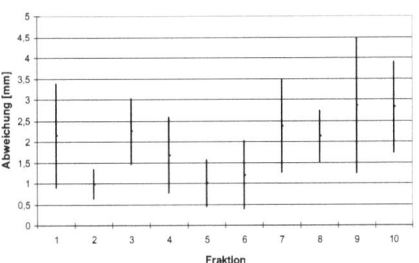

Abb. 133: Mittlere Abweichung Marker 2 plus Standardabweichung pro Fraktion

Patient 10

Anzahl Verifikationsröntgenbilder: 87

Mittlere Abweichung (SD) Marker 1: 1,35 mm (0,49 mm)

Mittlere Abweichung (SD) Marker 2: 1,46 mm (0,64 mm)

Mittlere Abweichung (SD) gesamt: 1,41 mm (0,56 mm)

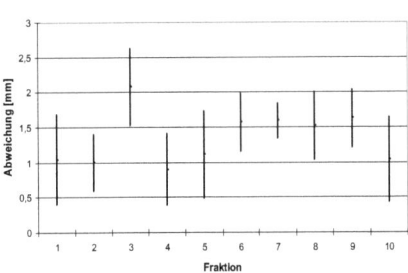

Abb. 134: Mittlere Abweichung Marker 1 plus Standardabweichung pro Fraktion

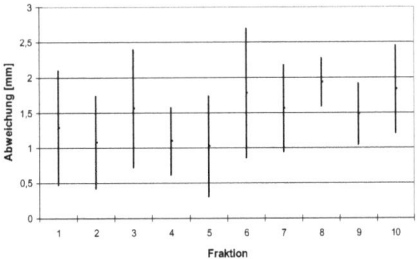

Abb. 135: Mittlere Abweichung Marker 2 plus Standardabweichung pro Fraktion

IV. Mess- und Behandlungsergebnisse

Patient 11

Anzahl Verifikationsröntgenbilder: 82

Mittlere Abweichung (SD) Marker 1: 1,90 mm (1,68 mm)

Mittlere Abweichung (SD) Marker 2: 1,99 mm (1,16 mm)

Mittlere Abweichung (SD) gesamt: 1,95 mm (1,42 mm)

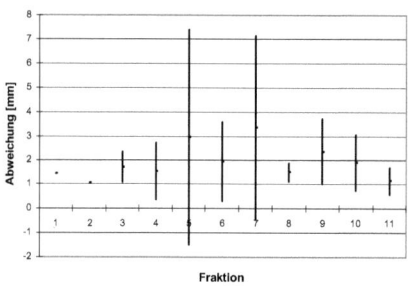 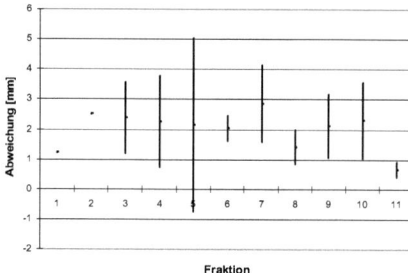

Abb. 136: Mittlere Abweichung Marker 1 plus Standardabweichung pro Fraktion

Abb. 137: Mittlere Abweichung Marker 2 plus Standardabweichung pro Fraktion

IV. Mess- und Behandlungsergebnisse

Indikation: Leber

Patient 1

Anzahl Verifikationsröntgenbilder: 153

Mittlere Abweichung (SD) Marker 1: 2,83 mm (1,76 mm)

Mittlere Abweichung (SD) Marker 2: 2,87 mm (1,82 mm)

Mittlere Abweichung (SD) gesamt: 2,85 mm (1,79 mm)

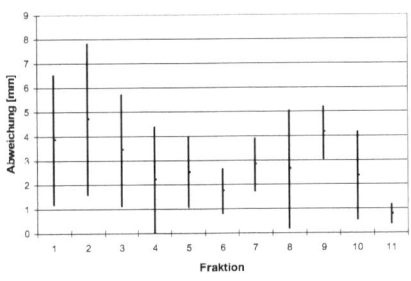

Abb. 138: Mittlere Abweichung Marker 1 plus Standardabweichung pro Fraktion

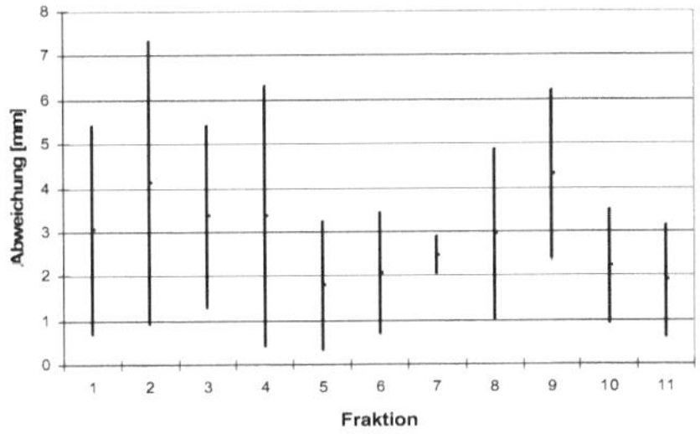

Abb. 139: Mittlere Abweichung Marker 2 plus Standardabweichung pro Fraktion

Patient 2

Anzahl Verifikationsröntgenbilder: 124

Mittlere Abweichung (SD) Marker 1: 2,23 mm (0,72 mm)

Mittlere Abweichung (SD) Marker 2: 1,94 mm (0,73 mm)

Mittlere Abweichung (SD) gesamt: 2,08 mm (0,73 mm)

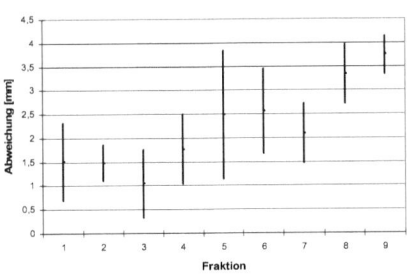 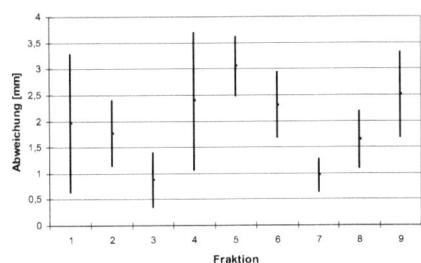

Abb. 140: Mittlere Abweichung Marker 1 plus Standardabweichung pro Fraktion

Abb. 141: Mittlere Abweichung Marker 2 plus Standardabweichung pro Fraktion

IV. Mess- und Behandlungsergebnisse

Patient 2

Anzahl Verifikationsröntgenbilder: 156

Mittlere Abweichung (SD) Marker 1: 2,41 mm (1,07 mm)

Mittlere Abweichung (SD) Marker 2: 2,29 mm (1,45 mm)

Mittlere Abweichung (SD) gesamt: 2,35 mm (1,26 mm)

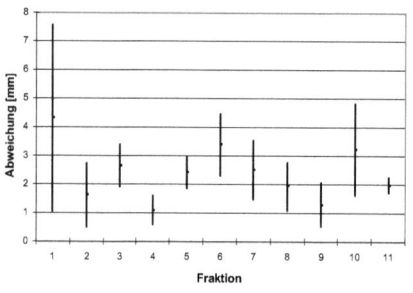

Abb. 142: Mittlere Abweichung Marker 1 plus Standardabweichung pro Fraktion

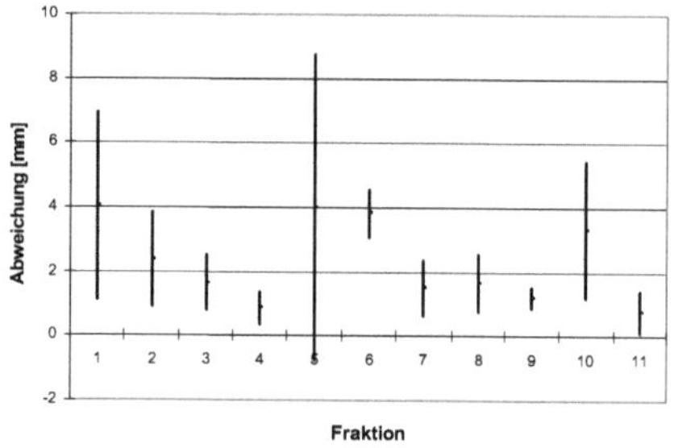

Abb. 143: Mittlere Abweichung Marker 2 plus Standardabweichung pro Fraktion

Patient 3 Einzeitbestrahlung

Anzahl Verifikationsröntgenbilder: 22

Mittlere Abweichung Marker 1: 1,53 mm

Mittlere Abweichung Marker 2: 1,75 mm

Mittlere Abweichung gesamt: 1,64 mm

Patient 3 Fraktionierte Bestrahlung

Anzahl Verifikationsröntgenbilder: 112

Mittlere Abweichung (SD) Marker 1: 2,48 mm (0,99 mm)

Mittlere Abweichung (SD) Marker 2: 3,08 mm (1,33 mm)

Mittlere Abweichung (SD) gesamt: 2,78 mm (1,16 mm)

IV. Mess- und Behandlungsergebnisse

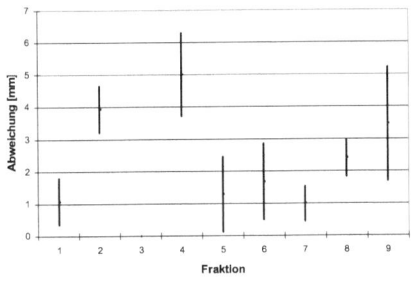

Abb. 144: Mittlere Abweichung Marker 1 plus Standardabweichung pro Fraktion

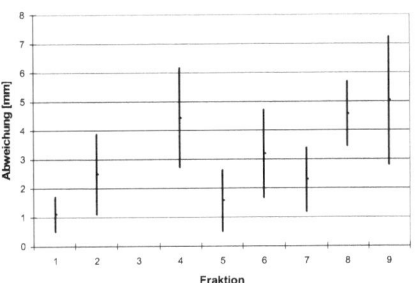

Abb. 145: Mittlere Abweichung Marker 2 plus Standardabweichung pro Fraktion

Patient 4

Anzahl Verifikationsröntgenbilder: 108

Mittlere Abweichung (SD) Marker 1: 1,79 mm (0,73 mm)

Mittlere Abweichung (SD) Marker 2: 1,87 mm (0,89 mm)

Mittlere Abweichung (SD) gesamt: 1,83 mm (0,81 mm)

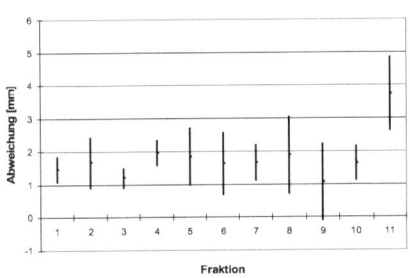

Abb. 146: Mittlere Abweichung Marker 1 plus Standardabweichung pro Fraktion

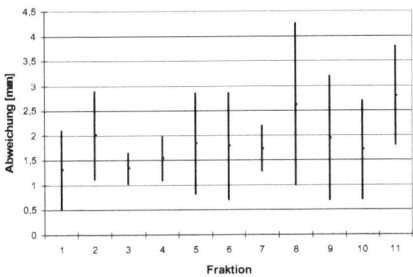

Abb. 147: Mittlere Abweichung Marker 2 plus Standardabweichung pro Fraktion

Patient 5

Anzahl Verifikationsröntgenbilder: 52

Mittlere Abweichung (SD) Marker 1: 5,39 mm (2,62 mm)

Mittlere Abweichung (SD) Marker 2: 4,30 mm (2,03 mm)

Mittlere Abweichung (SD) gesamt: 4,85 mm (2,33 mm)

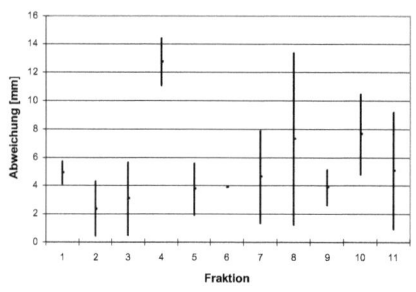

Abb. 148: Mittlere Abweichung Marker 1 plus Standardabweichung pro Fraktion

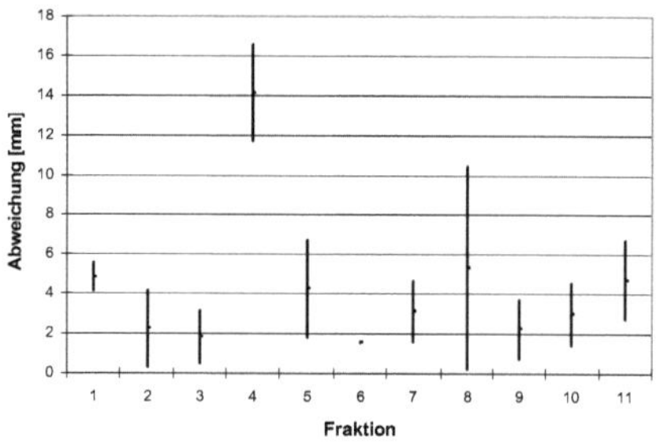

Abb. 149: Mittlere Abweichung Marker 2 plus Standardabweichung pro Fraktion

Patient 6

Anzahl Verifikationsröntgenbilder: 96

Mittlere Abweichung (SD) Marker 1: 1,71 mm (0,45 mm)

Mittlere Abweichung (SD) Marker 2: 2,09 mm (0,84 mm)

Mittlere Abweichung (SD) gesamt: 1,90 mm (0,64 mm)

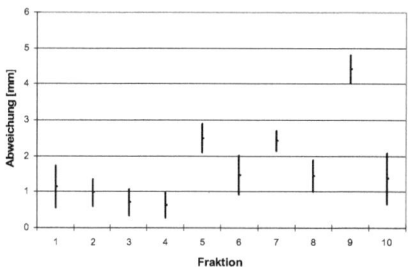
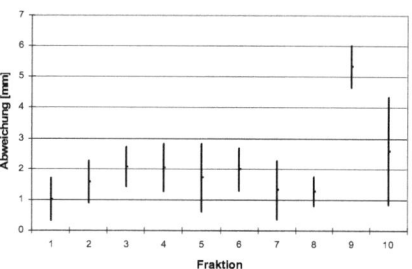

Abb. 150: Mittlere Abweichung Marker 1 plus Standardabweichung pro Fraktion

Abb. 151: Mittlere Abweichung Marker 2 plus Standardabweichung pro Fraktion

IV. Mess- und Behandlungsergebnisse

Patient 7

Anzahl Verifikationsröntgenbilder: 138

Mittlere Abweichung (SD) Marker 1: 1,93 mm (0,95 mm)

Mittlere Abweichung (SD) Marker 2: 1,95 mm (1,01 mm)

Mittlere Abweichung (SD) gesamt: 1,94 mm (0,98 mm)

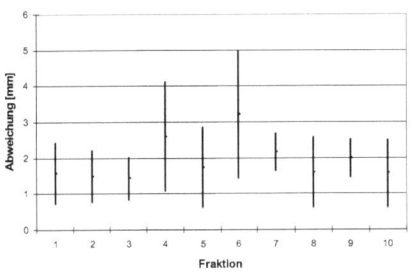

Abb. 152: Mittlere Abweichung Marker 1 plus Standardabweichung pro Fraktion

Abb. 153: Mittlere Abweichung Marker 2 plus Standardabweichung pro Fraktion

Patient 7

Anzahl Verifikationsröntgenbilder: 103

Mittlere Abweichung (SD) Marker 1: 1,74 mm (0,88 mm)

Mittlere Abweichung (SD) Marker 2: 1,78 mm (0,82 mm)

Mittlere Abweichung (SD) gesamt: 1,76 mm (0,85 mm)

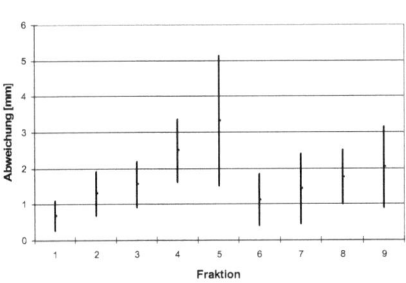
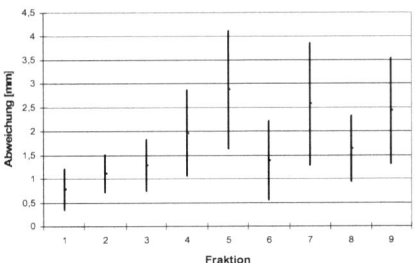

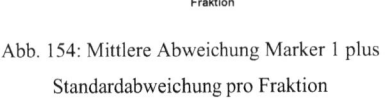

Abb. 154: Mittlere Abweichung Marker 1 plus Standardabweichung pro Fraktion

Abb. 155: Mittlere Abweichung Marker 2 plus Standardabweichung pro Fraktion

Patient 8

Anzahl Verifikationsröntgenbilder: 129

Mittlere Abweichung (SD) Marker 1: 1,54 mm (0,77 mm)

Mittlere Abweichung (SD) Marker 2: 1,28 mm (0,57 mm)

Mittlere Abweichung (SD) gesamt: 1,41 mm (0,67 mm)

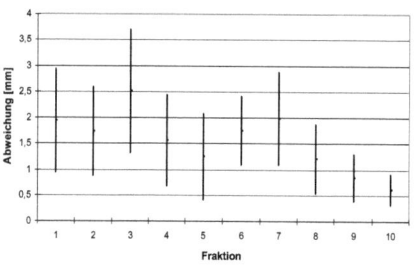

Abb. 156: Mittlere Abweichung Marker 1 plus Standardabweichung pro Fraktion

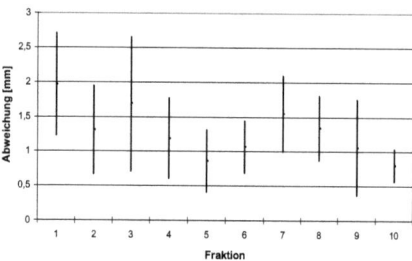

Abb. 157: Mittlere Abweichung Marker 2 plus Standardabweichung pro Fraktion

Betrachtet man das Kollektiv der Lungenpatienten, so ergeben sich mittlere Abweichungen über alle Fraktionen wie in Abbildung 158 dargestellt. Der gesamte Mittelwert der Abweichung über alle Lungenpatienten beträgt 2,52 mm (SD = 1,03 mm). Die mittleren Abweichungen für das Kollektiv der Leberpatienten zeigt Abbildung 159. Der gesamte Mittelwert über alle Leberpatienten liegt bei 2,31 mm (SD = 0,95 mm). Insgesamt wurden 2649 Verifikationsröntgenbilder aus 222

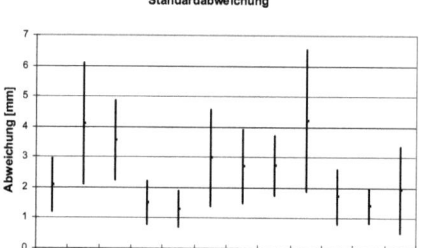

Abb. 158: Lungenpatienten: Mittlere Abweichung + Standardabweichung

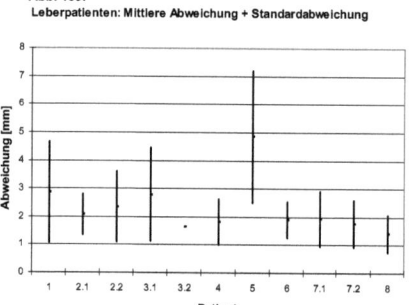

Abb. 159: Leberpatienten: Mittlere Abweichung + Standardabweichung

Behandlungen ausgewertet. Pro Behandlungsfraktion ergeben sich daraus im Mittel 12 Verifikationsbilder. Plus die jeweils sechs Setupbilder pro Fraktion, liegt die mittlere Anzahl der Röntgenbilder pro Fraktion bei 18. Bei einer Hautdosis von 0,84 mGy pro Röntgenbild [33] ergibt sich daraus eine mittlere Hautdosis pro Bestrahlungsseite und pro Fraktion von 7,56 mGy.

V. Diskussion

V.1 Abwägender Vergleich der gegateten gegenüber der konventionellen Behandlungsmethodik basierend auf den Patientendaten

Das Risiko von Nebenwirkungen im gesunden Gewebe ist einer der wichtigsten Faktoren bei der erfolgreichen stereotaktischen Bestrahlung von Lungen- und Lebertumoren, die der Atembewegung unterliegen. Techniken, die potentielle Positionierfehler sowie die Organbewegung effektiv kontrollieren und korrigieren, haben das Potential die Bestrahlung von gesundem Gewebe sehr stark zu reduzieren. Dies zu erreichen ist grundlegendes Ziel dieser Arbeit. Es muss jedoch sorgfältig abgewogen werden, ob eventuelle durch diese neue Technik zusätzliche entstehende Belastungen den Mehrwert nicht einschränken oder gar mindern.

V.1.1 Patienten- und Behandlungsvorbereitung

Die Patienten- und Behandlungsvorbereitung der gegateten Methodik stellt neben der eigentlichen Behandlung den größten Mehraufwand sowie höhere Belastungsanforderungen an den Patienten gegenüber konventionellen Techniken dar. Die Implantation des Markers ist ein chirurgischer Eingriff und damit mit all den Nebeneffekten verbunden, die ein solcher Eingriff - besonders in der Lunge - mit sich bringen kann. Nachteile von implantierten Markern sind das potentielle Risiko von Komplikationen (wie eine Infektion oder ein Pneumothorax) sowie der Fakt, dass sie vom Zeitpunkt der Bildgebung bis zur Behandlung im Gewebe migrieren können. Die verwendeten Spiralmarker zeichnen sich jedoch durch eine sehr gute Verträglichkeit und Stabilität im implantierten Gewebe aus und sind gut in den Röntgenbildern lokalisierbar. Bei keinem der behandelten Patienten gab es bei der Markerimplantation nennenswerte Komplikationen. Die implantierten Spiralmarker waren in den Planungs-CTs sowie in den Röntgenbildaufnahmen bei korrekter Einstellung des Röntgensystems gut zu erkennen und zu lokalisieren. Follow-up CT-Scans, akquiriert wenigstens vier Wochen nach Behandlung zeigten eine, wenn

V. Diskussion

überhaupt nur minimale Migration der Marker. Allerdings sollte bei Patienten, deren Tumore mittels Bronchoskopie erreichbar sind, diese Methode in Zukunft als Alternative zu der CT-gestützten Implantation berücksichtigt werden, da die Bronchoskopie eine nicht-invasive Methode ohne zusätzliche Dosisapplikation darstellt. Die beste Lösung wäre der komplette Verzicht auf das Implantieren von Markern. Wie jedoch aus den Patientenstudien ersichtlich ist, gibt es eine starke interfraktionelle Verschiebung der Tumorposition. Dies erfordert die Detektion der wirklichen Tumorposition und nicht die eines Surrogats bei jeder Fraktion. Methoden, die wirkliche Tumorposition in Röntgenbildern ohne implantierte Marker zu erkennen, befinden sich noch im Forschungsstadium. Dazu zählen die Tumormarkierung über Kontrastmittel oder das Detektieren der Tumorposition mittels digitaler Bildsubtraktionsmethoden.

Bei der Bildgebung für die Bestrahlungsplanung sind prinzipiell zwar keine zusätzlichen Aufnahmen notwendig, in der Realität haben sie sich jedoch als nützlich für die spätere Planung und Durchführung der Behandlung erwiesen. So kann z.B. über den Vergleich von Breath-Hold-CT und CT unter Normalatmung die Amplitude der Tumorbewegung abgeschätzt werden. Gleiches funktioniert über eine PET-Aufnahme, die das ganze Volumen abbildet in dem sich der Tumor bewegt. Mit dieser Information lassen sich Behandlungsmargen und Größe des Gating Windows aufeinander abstimmen. Die zusätzlichen CT-, MR- oder PET-Aufnahmen bedingen jedoch neben einem zeitlichen Mehraufwand auch einen erhöhten Kostenaufwand sowie eine erhöhte Strahlenbelastung für den Patienten.

V.1.2 Positionierung

Die konventionelle Positioniergenauigkeit für sich nicht bewegende Tumore wird mit max. 1 cm angegeben und ist noch deutlich schlechter für Tumore, die eine Atembeweglichkeit zeigen [23]. Darüber hinaus resultiert die Tumorbewegung in einer Dosisverschmierung, nicht voraussagbaren Dosisinhomogenitäten und deutlich flacheren Dosisgradienten an den Rändern des Zielvolumens.

V. Diskussion

In den letzten Jahren haben mehrere Gruppen das Novalis Röntgen- und Infrarotpositioniersystem evaluiert und berichten über Genauigkeiten von 0,8 bis 1,6 mm unter statischen Bedingungen [31], [32]. Die in dieser Arbeit über einen gegateten Winston-Lutz Test gemessene Gesamtsystemgenauigkeit für die gegatete Behandlung beträgt 1 mm. Damit liegt die Genauigkeit für eine gegatete and damit dynamische Positionierung im Bereich der Genauigkeit für die statische Positionierung.

Die klinischen Daten zeigen, dass nach dem IR-gestützten Setup noch beachtliche Positionierfehler vorlagen, welche erst über die gegatete Positionierung feststellbar waren. Diese Beobachtung bestätigt, dass konventionelle Positioniermethoden, auch wenn sie über IR-Führung stattfinden, die wahre Zielposition deutlich verfehlen können. Dieser bedeutende Vorteil der gegateten Behandlung rechtfertigt den technisch und zeitlich aufwändigeren Prozess der gegateten Positionierung. Zwar müssen für die gegatete Positionierung mindestens zwei Röntgenaufnahmen des Patienten geschossen werden, und der zeitliche Aufwand ist ca. um den Faktor drei bis fünf höher als für die konventionelle Positionierung. Dafür wird jedoch das Risiko einer Fehlpositionierung und dadurch Fehlbehandlung praktisch ausgeschlossen. Dieses Risiko einer Fehlbehandlung muss beim konventionellen Setup prinzipiell über entsprechende Zielvolumensmargen kompensiert werden.

V.1.3 Behandlung

Die Daten der Patientenstudien zeigen die sehr hohen Unsicherheiten mit denen eine konventionelle Behandlung behaftet ist. Diese Unsicherheiten werden erst durch die gegatet Behandlung ersichtlich. Die erheblichen Abweichungen in der Positionierung zwischen konventioneller und gegateter Behandlung geben einen sehr deutlichen Anhaltspunkt für die Größe dieser Unsicherheiten. Im Vergleich zu diesen Setupvarianzen von im Schnitt über 10 mm nehmen sich die Tumorpositionsvarianzen während der Behandlung als im Mittel verhältnismäßig klein aus. Gegenüber konventionellen Behandlungen konnte die mittlere

Tumorpositionsvarianz trotzdem von ca. 1 cm auf im Mittel 2,5 mm reduziert werden. Dies stimmt mit Untersuchungen überein, die zeigen, dass die Tumorposition während der Ausatemphase am stabilsten und die Position am reproduzierbarsten ist [2], [17], [19]. Studien bzgl. der Korrelation von externen zu internen Markern mittels 4D- und Cine-CT bei Lebertumoren zeigen, dass die Abweichung der Korrelation in der Ausatemphase nur bei 0,03 bis 0,06 mm liegt [17]. Demgegenüber liegen die in dieser Arbeit gemessenen mittleren Werte für die Leberpatienten bei deutlich höheren 2,31 mm. Dieser Wert erscheint jedoch realistisch, betrachtet man die oft wenig konstanten Atemkurven. Des weiteren wurden die in dieser Arbeit angefertigten Studien über wesentlich längere Zeiten und mehrere Fraktionen aufgenommen.

Nimmt man beide Faktoren, die Setupvarianz sowie die Tumorpositionsvarianz, während der Behandlung zusammen, so wurde durch die gegatete Behandlung die Positionier- und Behandlungsunsicherheit im Mittel von über 20 mm auf ca. 2,5 mm verkleinert. Dies entspricht einer Reduktion von 87,5%. Darüber darf jedoch nicht vergessen werden, dass auch Tumorpositionsabweichungen von über 7 mm vorkamen, was einer Reduktion von 65% entspricht. Bei Abweichungen dieser Größenordnung wurde jedoch durch einen erneuten Setup die Korrelation vor der eigentlichen Bestrahlung wieder hergestellt.

Ebenfalls im Gegensatz zu den Ergebnissen dieser Arbeit berichten Engelsman et al. [24], dass der Effekt von zufälligen Positionierfehlern und Atembewegung auf die kumulative Dosis klein ist im Vergleich zu systematischen Setupfehlern. Die gemessenen, zufälligen Setupfehler von über 40 mm und der totale Verlust der Struktur der geplanten Dosisverteilung bei einer nicht gegateten Bestrahlung auf ein bewegliches Zielvolumen stehen in deutlichem Widerspruch zu diesen Aussagen. Eventuell ist die bei Engelsman et al. erwartete intrafraktionelle Tumorbewegung möglicherweise verfälscht durch die Bewegung der umgebenden Knochenstruktur und nicht korrekte Bildgebungsstudien, speziell bei Patienten mit stark veränderlichen Atemkurven. Strukturen wie die des Brustkorbes und des Abdomens,

Atemkurven bestimmt über den Luftfluss sowie Diaphragmapositionen detektiert über Fluoroskopie erlauben nur eine indirekte Verifikation der Tumorposition. Im Gegensatz dazu ermöglicht die Detektion von implantierten Markern in Röntgenbildern eine relativ einfache und echtzeitnahe Verifikation der wirklichen Zielvolumenposition.

Betrachtet man die applizierte Dosisverteilung einer konventionellen Behandlung auf ein bewegliches Zielvolumen, so kann bei Verwendung von nicht intensitätsmodulierten Bestrahlungstechniken und ausreichend großer Sicherheitsmargen eine relativ homogene Zielvolumenabdeckung erreicht werden. Befinden sich jedoch kritische Organe in der Nähe des Zielvolumens, und können aufgrund dessen die Sicherheitsmargen nicht ausreichend dimensioniert werden; so läuft man unweigerlich in das Dilemma, entweder das Zielvolumen zu unterdosieren oder die Risikostruktur zu überdosieren. Zwingt die Komplexität der zu behandelnden Indikation gar zur Verwendung der intensitätsmodulierten Strahlentherapie, so muss ohne Gating damit gerechnet werden, dass die applizierte Dosis praktisch in keinster Weise der geplanten Dosisapplikation entspricht. Dies führt zu potentiell schwerwiegenden Folgen für den Patienten. Dieser Verlust der Struktur der geplanten Dosisverteilungen bei ungegateter Behandlung kann - durch die Atemtriggerung selbst bei komplexen IMRT Behandlungen - in Abhängigkeit von der Größe des Bestrahlungsfensters nahezu komplett wieder hergestellt werden [20], [22]. Damit bedingt die Verwendung von IMRT bei beweglichen Zielvolumen auch eine gegatete Dosisapplikation und vice versa. Demgegenüber steht wieder der erhöhte Zeitbedarf der gegateten Behandlung, der speziell bei IMRT Behandlungen mit ihren vielen Subfeldern deutlich zum Tragen kommt.

Das Patientenkollektiv zeigte Behandlungszeiten von 20 Minuten für optimal verlaufende Behandlungen, bis zu einer Stunde für Behandlungen bei denen Probleme auftraten. Die Länge der Behandlungszeit nahm zwar mit zunehmender Erfahrung des Bedienpersonals deutlich ab, hängt jedoch nach wie vor in erster Linie von der Gleichmäßigkeit des Atemsignals des Patienten ab. Bei einem unstetigen

V. Diskussion

Atemsignal oder einer Atemdrift muss während der Behandlung häufig repositioniert werden, was aufgrund der erhöhten Komplexität der gegateten Positionierung einen hohen Zeitfaktor darstellt. Da das Atemsignal ein rein patientenspezifischer Faktor ist, kann dieses Problem auf rein technischem Wege und bei den gegebenen Systemvoraussetzungen nicht vollständig gelöst werden. Ein Ansatz zur Lösung ist, dem Patienten über eine Videobrille seine eigene Atemkurve einzuspielen. Nach eingehenden Instruktionen sollte der Patient in der Lage sein, seine Atemkurve so zu kontrollieren und konstant zu halten dass eine zügige Behandlung ohne Repositionierung möglich ist. Erste Tests dieser Methodik zeigten vielversprechende Ergebnisse, welche jedoch nicht mehr Teil dieser Arbeit sind. Mit dieser Weiterentwicklung sollte es möglich sein, konstant kürzere Behandlungszeiten in der Größe von regulären stereotaktischen Körperbehandlungen zu erreichen.

Die bisher gesammelten Erfahrungen und Ergebnisse über das entwickelte Gatingsystem geben einen ersten Einblick in die erreichbaren Genauigkeiten sowie die Performance des Systems. Diese erreichbaren Genauigkeiten hängen jedoch auch in großem Maß vom Patienten und der speziellen Läsion ab. Es sind weitere klinische Studien nötig, die eine genaue Klassifizierung der behandelten Indikationen und der erreichten Genauigkeiten sowie einen Follow-up über längere Zeiträume beinhalten, bevor sich Behandlungsmargen und Behandlungsprotokolle basierend auf diesen Daten indikationsspezifisch anpassen bzw. entwickeln lassen. Bis dahin können und sollten die Behandlungsmargen patientenspezifisch, basierend auf den Ergebnissen der ersten Fraktion(en) iterativ angepasst werden. Eine andere Möglichkeit der patientenspezifischen Anpassung der Behandlungsmargen stellen 4D CT-Aufnahmen dar, über welche die Beweglichkeit des Tumors direkt erfasst werden kann. Damit ist es möglich, eine genaue Aussage über das Zusammenspiel von Behandlungsmargen und Größe des Gating Windows vor der Behandlung zu treffen. Diese Technologie steckt jedoch ebenfalls noch in den Anfängen.

V.1.4 Diskussion der vorläufigen Behandlungsergebnisse

Bis dato zeigte keiner der behandelten Patienten eine toxische Reaktion oder andere Nebeneffekte auf die gegatete Behandlung. Alle Läsionen konnten lokal kontrolliert werden. Bei Lungenpatient 2 mit einem nicht-kleinzelligen Lungenkarzinom (NSCLC) sowie Leberpatient 1 führte die gegatete stereotaktische Behandlung zu einer kompletten Remission des Tumors. Bei Leberpatient 2 wurde eine teilweise Remission des Tumors festgestellt. Jedoch zeigten Leberpatient 1 drei Monate nach Behandlung und Leberpatient 2 14 Monate nach Behandlung ein regionales Fehlschlagen der Behandlung. Um detailliertere Aussagen über die Veränderung der Behandlungsergebnisse der gegateten Behandlung gegenüber konventionellen Behandlungen machen zu können, muss eine größere Anzahl Patienten über einen längeren Zeitraum betrachtet werden.

V.1.5 Qualitätssicherung

Ein komplexes Behandlungssystem wie das entwickelte Gatingsystem erfordert im Vergleich zu konventionellen Methoden einen deutlich erhöhten Aufwand bei der Routinequalitätssicherung. Ein dynamisches Behandlungssystem bedingt auch ein dynamisches Messsystem zur Qualitätssicherung. Ein solches Messphantom wurde im Zuge dieser Arbeit ebenfalls entwickelt und gebaut. Mittels dieses Messphantoms können alle gating-spezifischen Messanforderungen realisiert werden. Dies gilt sowohl für die routinemäßige Qualitätssicherung als auch für die Kommissionierung des Systems und für Forschungszwecke. Die zusätzliche Zeitanforderung muss allerdings vom Klinikpersonal erbracht werden, was nicht notwendigerweise als selbstverständlich betrachtet werden kann.

V.2 Indikationen für die gegateten Behandlung

Generell muss die Entscheidung, ob eine gegatete Behandlung angemessen ist, vom zuständigen Arzt getroffen werden, da es zwar Körperregionen gibt, die eine besonders ausgeprägte Atembeweglichkeit aufweisen, diese jedoch patientenspezifischen Variationen unterliegen. Darüber hinaus entscheidet auch die körperliche Konstitution des Patienten, ob ein Einsatz gerechtfertigt ist, da die Implantation des Markers ein nicht zu unterschätzender chirurgischer Eingriff ist. Bei Lungenindikationen weisen nach Seppenwoolde et al. vor allem Tumore in den unteren und mittleren Lungenflügeln eine erhöhte Beweglichkeit auf [2], [18]. Weiterhin entscheidend ist, ob sich der Tumor an einer Lungenflügelwand oder im Zentrum der Lunge befindet. Tumore an der posterioren Lungenflügelwand weisen eine relativ geringe Beweglichkeit auf, wohingegen Tumore an der anterioren Wand oder am Diaphragma eine deutlich höhere Beweglichkeit zeigen. Die Abbildung 160 zeigt über Fluoroskopie gemessene Bewegungskurven von 23 Lungentumorpatienten mit implantierten Goldmarkern. Die Größe der Bewegung reicht von 1 mm bis zu 2 cm und zeigt sich als nicht-linear für ca. die Hälfte der untersuchten Fälle. Der Großteil der implantierten Marker bewegte sich innerhalb eines 1 cm Bereichs. Nimmt man für das Patientenkollektiv ebenfalls eine durchschnittliche Tumorbeweglichkeit von 1 cm an, so konnte diese Beweglichkeit durch die gegatete Behandlung im Mittel auf eine Unsicherheit von 2,51 mm für die Lungenpatienten und 2,31 mm für die Leberpatienten reduziert werden. Das bedeutet, man könnte theoretisch den Anteil der Sicherheitsmargen, die rein aufgrund der Atembewegung der Tumore erforderlich sind, um 7,5 mm reduzieren.

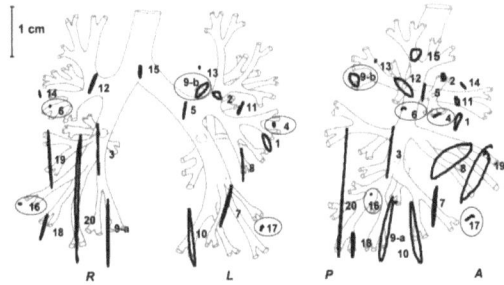

Abb. 160: Tumor Bewegungsbahnen für 23 Lungenpatienten [2]

V. Diskussion

Abbildung 161 zeigt im Vergleich die Lungentumorpositionen des Patientenkollektivs mit Angabe der Tumorpositionsvarianz aus den Verifikationsröntgenbildern. L1 bis L11 steht dabei für Lungentumorpatient 1 bis 11.

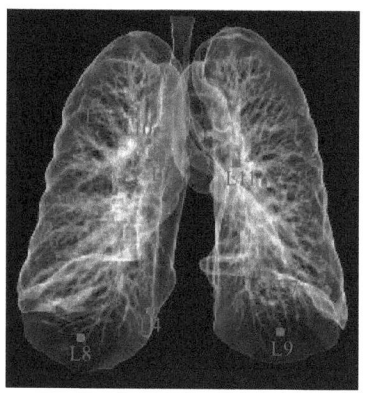

Abb. 161: Lungentumorpositionen des Patientenkollektivs
Tumorpositionsvarianz:
L1: 2,07 mm   L6-2: 2,70 mm
L2: 4,11 mm   L7: 2,73 mm
L3: 3,55 mm   L8: 4,21 mm
L4: 1,51 mm   L9: 1,72 mm
L5: 1,29 mm   L10: 1,41 mm
L6-1: 2,98 mm   L11: 1,95 mm

Tumore mit geringer Positionsvarianz erwartet man in Regionen mit niedriger Atembeweglichkeit und umgekehrt. Abweichungen von der erwarteten Tumorpositionsvarianz zeigen L3, bei dem man eine deutlich geringere Varianz/Beweglichkeit erwarten würde, sowie L4 und L9, bei denen man eine höhere Varianz/Beweglichkeit erwarten würde. Da die Tumorpositionsvarianz allerdings noch anderen Faktoren als der reinen Atembeweglichkeit unterliegt, kann sie nur als Indiz, und nicht als absolutes Maß für die Beweglichkeit verwendet werden.

Neben dem Tumorort ist auch die Größe des Tumors entscheidend. Betrachtet man eine Tumorbeweglichkeit von 2 cm und zwei Tumore (einen mit Durchmesser 2 cm und einen mit Durchmesser 6 cm), so erhöht sich das zu bestrahlende Volumen unter Berücksichtigung der Bewegung um den Faktor vier für den kleineren und den Faktor zwei für den größeren Tumor. Das bedeutet, dass bei gleicher Beweglichkeit das prozentual mittels Gating einzusparende, zu bestrahlende Volumen bei kleineren Tumoren wesentlich größer ist als bei größeren Tumoren. Neben der Lage innerhalb der Lunge und der Größe des Tumors ist auch die Nähe von Risikoorganen von entscheidender Bedeutung. Kann man es nicht riskieren, ein in Tumornähe befindliches Risikoorgan zu bestrahlen, so erscheint die Entscheidung einer gegateten Behandlung gegenüber den potentiellen Nebenwirkungen oder Risiken gerechtfertigt.

Bei Lebertumoren entscheidet in erster Linie die Nähe von Risikoorganen über den Einsatz von Gating, da die Markerimplantation mittels Ultraschallnavigation heutzutage relativ komplikationslos und ohne große Nebenwirkungen durchführbar ist. Befürchtet der behandelnde Arzt, dass sich aufgrund der Atmung Risikoorgane in den Strahlengang bewegen könnten und aus diesem Grund mit Nebenwirkungen zu rechnen ist, so erscheint eine gegatete Behandlung gerechtfertigt.

V.3 Nicht durch Gating kompensierbare Einflussfaktoren auf den Erfolg der Behandlung

Es ist wichtig zu vermerken, dass die Atembewegung nur eine von mehreren potentiellen Fehlerquellen in der Behandlung darstellt. Eine andere, speziell für Lungentumore wichtige Fehlerquelle stellt die Definition des Gross Tumor Volumes (GTV) und des Clinical Target Volumes (CTV) während der Bestrahlungsplanung dar. So wurden große Abweichungen in der Definition von GTV und CTV für Lungenkrebs zwischen unterschiedlichen einzeichnenden Ärzten festgestellt [18], [27-30]. Die dosimetrischen Konsequenzen dieser Volumensvarianzen liegen nahezu eine Größenordnung über denen, verursacht durch die Atembewegung. Eine gegatete Behandlung bedingt also immer auch eine sehr sorgfältige Definition der Zielvolumina, da speziell ein zu klein eingezeichnetes GTV aufgrund der reduzierten Sicherheitsmargen nicht mehr kompensiert werden kann.

Neben der Tumorbewegung aufgrund der Atmung liegt bei Lungentumoren – je nach Lage des Tumors – auch eine Bewegung, die durch den Herzschlag hervorgerufen wird, vor. Diese Bewegung ist im Vergleich zur Atmung sehr hochfrequent (1 Hz) und kann nicht über das Gating kompensiert werden. Mit einer nicht vernachlässigbaren Tumorbewegung aufgrund des Herzschlags muss vor allem bei Tumoren in direkter Nähe der Aorta gerechnet werden. Die Bewegung verläuft hauptsächlich in rechts-links Richtung mit einer Größe von ein bis vier Millimeter [2], [18].

V. Diskussion

Tumore wachsen oder schrumpfen in Folge der Behandlung. Mit zunehmender Genauigkeit der Behandlung und der damit verbundenen Margenreduktion gewinnt auch dieser Effekt an Bedeutung. Wächst der Tumor im Laufe der Behandlung, reichen die Margen evtl. nicht mehr aus und die Tumorrandbereiche erhalten keine ausreichende Dosis. Schrumpft der Tumor, so wird unnötigerweise Normalgewebe bestrahlt und dementsprechend geschädigt. In beiden Fällen ist eine Anpassung der Behandlung, und damit ein neuer CT-Scan sowie eine neue Bestrahlungsplanung nötig. Besonders bei Behandlungen über einen langen Zeitraum mit vielen Fraktionen ist dieser Effekt von Bedeutung, da der Tumor Zeit hat auf die Behandlung zu „reagieren".

V.4 Systemperformance am Gatingphantom

Die Performance des entwickelten Gatingsystems am Gatingphantom ist als durchweg sehr gut zu beurteilen. Die erreichte gegatete Positionier- sowie Gesamtsystemgenauigkeit liegt auf gleich hohem Niveau wie die ungegatete stereoskopische Röntgenpositioniergenauigkeit des Novalis Systems. Durch die gegatete Dosisapplikation konnten selbst komplexe IMRT-Dosisverteilungen auf ein bewegliches Zielvolumen mit hoher Genauigkeit appliziert werden. Abweichungen werden dabei praktisch nur durch die Größe des Gating Windows bestimmt und obliegen dementsprechend der Entscheidung des Benutzers. Die größte Fehlerquelle bildet die Vorausberechnung der Atemkurve mit dem Ziel, die Systemlatenzzeiten zu kompensieren. Da reale Atemkurven aufgrund ihrer Unregelmäßigkeit nur sehr näherungsweise vorausberechenbar sind, kann eine Fehlerminimierung nur durch eine Verkürzung der Systemlatenzzeiten erreicht werden. Dies würde jedoch massive Änderungen in der Hard- und Softwarekonfiguration des Novalis Systems voraussetzen, die bei der Entwicklung des Systems nicht möglich waren. Ein erster Schritt in diese Richtung wäre eine Umstellung des Windows Betriebssystems auf ein Echtzeitbetriebssystem.

V.5 Übertragbarkeit der Ergebnisse der Phantomstudien auf die Patientenbehandlung

Das Gatingphantom stellt trotz seiner im Vergleich zu anderen konventionellen Phantomen hohen Komplexität eine starke Vereinfachung der realen, am Patienten vorkommenden Bedingungen dar. Größter Unsicherheitsfaktor bei der Patientenbehandlung ist die nicht notwendigerweise feste Korrelation zwischen externen und internen Markern. Diese veränderliche Korrelation ist nicht bekannt und kann folglich auch nicht in die Phantomsteuerung implementiert werden. Wäre dies möglich, so könnte man statistische Aussagen über den mittleren Effekt, den diese Veränderlichkeit der Korrelation auf die applizierte Dosisverteilung hat treffen und diese Information in der Bestrahlungsplanung berücksichtigen. Allerdings wären diese Aussagen rein statistischer Natur und würden dementsprechend nicht notwendigerweise eine korrekte Aussage über den speziellen Patienten zulassen. Dennoch wären sie ein nützlicher Hinweis zur generellen Definition der Sicherheitsmargen bei einer gegateten Behandlung.

Die korrekte Berechnung des Atemsignals auf Basis mehrerer, sich nicht notwendigerweise simultan und konstant bewegender externer Marker ist ein weiterer Unsicherheitsfaktor, der mit einem Phantom nicht verifiziert werden kann. Die Bewegung der einzelnen Marker am Patienten ist zu komplex und patientenspezifisch, um an einem Phantom simuliert werden zu können.

Die Beschränkung auf eine Bewegungsrichtung bei der Phantomkonstruktion stellt zwar eine deutliche Vereinfachung dar, ist jedoch aus Sicht des ansonsten großen konstruktiven Mehraufwands gerechtfertigt. Da die realisierte Bewegungsrichtung die Hauptbewegungsrichtung von Lungen- und Lebertumoren ist, stellt der gemessene Effekt, den die eindimensionale Bewegung auf die Messgröße hat, den größten Anteil des Effekts, den die gesamte dreidimensionale Bewegung auf die Messgröße haben würde, dar. Es lässt sich somit eine gute Abschätzung des Gesamteffekts realisieren.

Ansonsten lassen sich mit dem entwickelten Phantom alle systemspezifischen Performance-Kriterien messen und verifizieren. Die Grundanforderungen zur routinemäßigen Qualitätssicherung werden bei weitem übertroffen. Darüber hinaus verfügt das Phantom über viele Eigenschaften und Fähigkeiten zur weiterführenden Evaluierung des entwickelten Gatingsystems und bildet eine sehr gute Grundlage für wissenschaftliche Studien.

V.6 Schlussfolgerungen im Hinblick auf Useability-Aspekte

Das Gatingsystem wurde mit dem Ziel einer routinemäßigen klinischen Verwendung entwickelt. Es fand inzwischen Anwendung bei über 20 Patienten mit mehr als 200 Einzelbehandlungen und wurde erfolgreich in die klinische Routine der Strahlentherapieabteilung der Charité implementiert. Während dieser Implementierungsphase wurde das System ständig weiterentwickelt, um den Anforderungen der Patienten und Benutzer gerecht zu werden. Die Bedienoberfläche der Software ist klar strukturiert, einfach zu bedienen und bietet die für die Behandlung notwendige Flexibilität. Dennoch ist eine Systemoptimierung möglich und auch geplant. Die Verbesserungen betreffen in erster Linie Änderungen an der Hardware des Systems. So soll wie bereits erwähnt, eine Videobrille integriert werden, die dem Patienten seine eigene Atemkurve aufzeigt. Ziel ist es, den Patienten in die Lage zu versetzen, seine Atmung besser zu kontrollieren und sie somit auch konstanter zu halten. Somit wird eine nötige Neupositionierung aufgrund von Atemdrift oder unregelmäßiger Atmung vermieden. Ermöglicht wird damit ebenfalls eine Breath-Hold-Behandlung, welche die Behandlungszeiten deutlich minimiert. Ein weiteres Ziel ist die Entwicklung eines speziellen Gating-Referenzarrays anstelle des bislang verwendeten Referenzsterns. Der Referenzstern wurde ursprünglich für die Röntgenpositionierung ohne die Verwendung von IR-Hautmarkern entwickelt. Bei Verwendung des Referenzsterns für die gegatete Behandlung wird dieser in Kombination mit IR-Hautmarkern benutzt. Aufgrund der Form des Referenzsterns kam es bei der Patientenpositionierung gelegentlich zu einer Verdeckung der IR-Hautmarker durch den Referenzstern und damit zum Verlust des Atemsignals. Der gegatete Setup musste daraufhin wiederholt werden. Um dies in Zukunft zu vermeiden, soll ein neues, sichelförmiges Gating-Referenzarray speziell für den gegateten Setup entwickelt werden. Das Referenzarray wird dann so positioniert, dass die IR-Hautmarker innerhalb der Sichel zum Liegen kommen. Durch sein Design wird sich der Abstand der IR-Marker auf dem Referenzarray zu den IR-Hautmarkern bei der Positionierung verringern, was wiederum einen positiven Einfluss auf das Signal – Rauschverhältnis und dadurch auf die Qualität der Atemkurve annehmen lässt. Weitere Optimierungsmöglichkeiten werden sich aus der routinemäßigen Nutzung des Systems ergeben.

VI. Zusammenfassung

Auf Basis des BrainLAB Novalis Systems wurde ein Gatingsystem sowie ein dazugehöriges dynamisches Messphantom zu Verifikationszwecken entwickelt. Mittels des Gatingphantoms fand eine umfangreiche Performanceverifikation des Novalis Gatingsystems statt. Die dabei erzielten Ergebnisse stellen eindrucksvoll das Potential des Systems dar. So liegt die Gesamtsystemgenauigkeit für die Positionierung eines beweglichen Zielvolumens im Bereich von 1 mm, und damit auf identisch hohem Niveau wie für den Fall der Behandlung eines statischen Zielvolumens mit dem Novalis System. Wie sich in umfangreichen Messungen gezeigt hat, ermöglicht die gegatete Bestrahlung die Applikation selbst komplexester IMRT-Bestrahlungspläne auf ein bewegliches Zielvolumen bei nur minimalen Abweichungen der applizierten von der geplanten Dosisverteilung. Der totale Verlust der geplanten Dosisverteilung wird bei nicht gegateter Bestrahlung vermieden, mit dem Effekt einer Wiederherstellung einer homogenen Dosisabdeckung des Tumors sowie der bestmöglichen Schonung von Risikoorganen. Das entwickelte Gatingphantom erwies sich dabei als äußerst effektives und benutzerfreundliches Messequipment, dessen Potential weit über die Routinequalitätssicherung des Gatingsystems hinausgeht.

Seine klinische Nutzbarkeit hat das Gatingsystem bis zum Ende der Arbeit bei über 20 behandelten Patienten mit mehr als 200 Fraktionen unter Beweis gestellt. Die Implementierung in die klinische Routine der Strahlentherapieabteilung der Charité erfolgte problemlos.

Die klinische Validierung erfolgte an 19 Patienten (11 Lunge, 8 Leber) mit 23 behandelten Indikationen und 2649 ausgewerteten Verifikationsröntgenbildern. So zeigte sich beispielsweise, dass die konventionelle Positionierung gegenüber der gegateten Positionierung im Mittel einen Fehler von 13,3 mm bei Lungen- und 10,61 mm bei Leberpatienten lieferte. Die maximale Abweichung lag dabei bei 47,81 mm. Diese Fehler können bei der konventionellen Positionierung im Gegensatz zur gegateten Positionierung weder detektiert noch korrigiert werden. Bei den gegateten Bestrahlungen ergab sich beim betrachteten Patientenkollektiv eine mittlere Tumorpositionsvarianz von der Tumor-Soll-Position von 2,52 mm für die Lungen- und 2,31 mm für die Leberpatienten. Diese Tumorpositionsvarianz bei der gegateten Behandlung steht der freien Beweglichkeit des Tumors von im Mittel ca. 10 mm (Lunge), bei der konventionellen Behandlung gegenüber. Damit ergibt sich für die konventionelle Behandlung eine gesamte mittlere Ungewissheit der Tumorposition von 20 mm (gegenüber 2,5 mm für die gegatete Behandlung). Dementsprechend könnten die Sicherheitsmargen, die für die CTV zu PTV-Vergrößerung anzusetzen sind, signifikant reduziert werden. Dadurch wird bedeutend weniger Normalgewebe bestrahlt. Im Gegenzug wäre es dann möglich, die Tumordosis in der Lunge zu erhöhen, da das Ausmaß der Nebeneffekte in der Lunge von der mittleren Lungendosis abhängt. Die Erstellung von fundierten Behandlungsprotokollen für gegatete Behandlungen erfordert jedoch eine große Anzahl von statistisch ausgewerteten Behandlungen inklusive Follow-ups über einen repräsentativen Zeitraum. Dies ist nicht Teil dieser Dissertation.

Die gegatete Behandlung birgt allerdings auch einen deutlichen Mehraufwand sowie erhöhte Kosten für Personal und Klinik. Des weiteren ist bis dato der invasive Eingriff der Markerimplantation mit seinen assoziierten Risiken nötig, so dass genau abgewogen werden muss, welcher Patient für eine derartige Behandlung in Frage kommt. Die Implementierung der neuen Methode in die klinische Routine einer Klinik ist problemlos, jedoch muss auch berücksichtigt werden, dass die Behandlung stärker von der Kooperation des Patienten abhängt als konventionelle Methoden, was zu verlängerten Behandlungszeiten führen kann.

Zusammenfassend lässt sich sagen, dass mit dem entwickelten Gatingsystem die Möglichkeit geschaffen wurde, Lungen- und Lebertumore, die der Atembewegung unterliegen, deutlich präziser und effektiver zu behandeln. Dies wird sich in neuen, gegenüber dem Tumor deutlich aggressiveren Behandlungsprotokollen

VI. Zusammenfassung

niederschlagen, die jedoch aufgrund des reduzierten bestrahlten Volumens keine gestiegene Wahrscheinlichkeit von Komplikationen im Normalgewebe zur Folge haben sollten.

VI Literaturverzeichnis

[1] American Lung Association. Facts about Lung cancer, www.lungusa.org/learn/lungcanc.html, 1997

[2] Seppenwoolde Y, Shirato H, Kitamaru K, et al. Precise and real-time measurement of 3D tumor motion in lung due to breathing and heartbeat, measured during radiotherapy. Int. J. Radiation Oncology Biol. Phys., Vol. 53, No. 4, pp. 822–834, 2002

[3] Shimizu S, Shirato H, Ogura S, et al. Detection of lung tumor movement in real-time tumor-tracking radiotherapy. Int. J. Radiation Oncology Biol. Phys., Vol. 51, No. 2, pp. 304–310, 2001

[4] Ford E, Mageras G, Yorke E, et al. Evaluation of respiratory movement during gated radiotherapy using film and electronic portal imaging. Int. J. Radiation Oncology Biol. Phys., Vol. 52, No. 2, pp. 522–531, 2002

[5] Chen Q, Weinhous M, Deibel C, et al. Fluoroscopic study of tumor motion due to breathing: Facilitating precise radiation therapy for lung cancer patients. Med. Phys. 28 .9., 2001

[6] Stevens C, Munden R, Forster K, et al. Respiratory-driven lung tumor motion is independent of tumor size, tumor location and pulmonary function. Int. J. Radiation Oncology Biol. Phys., Vol. 51, No. 1, pp. 62–68, 2001

[7] Vedam S, Keall P, Kini V, Mohan R. Determining parameters for respiration-gated radiotherapy. Med. Phys. 28 .10., 2001

[8] Kubo H, Patrick, Len M, Minohara S, Mostafavi H. Breathing-synchronized radiotherapy program at the University of California Davis Cancer Center. Med. Phys. 27 .2., 2000

[9] Ozhasoglu C, Murphy M. Issues in respiratory motion compensation during external-beam radiotherapy. Int. J. Radiation Oncology Biol. Phys., Vol. 52, No. 5, pp. 1389–1399, 2002

[10] Wilson E, Williams F, Lyn B, et al. Validation of active breathing control in patients with non-small-cell lung cancer to be treated with Chartwell. Int. J. Radiation Oncology Biol. Phys., Vol. 57, No. 3, pp. 864–874, 2003

[11] Wong J, Sharpe M, Jaffray D, et al. The use of active breathing control (ABC) to reduce margin for breathing motion. Int. J. Radiation Oncology Biol. Phys., Vol. 44, No. 4, pp. 911–919, 1999

[12] Shirato H, Shimizu S, Kunieda T, et al. Physical aspects of a real-time tumor-tracking system for gated radiotherapy. Int. J. Radiation Oncology Biol. Phys., Vol. 48, No. 4, pp. 1187–1195, 2000

[13] Shimizu S, Shirato H, Kagel K, et al. Impact of respiratory movement on the computed tomography images of small lung tumors in 3D radiotherapy. Int. J. Radiation Oncology Biol. Phys., Vol. 46, No. 5, pp. 1127–1133, 2000

[14] Shirato H, Shimizu S, Kitamaru K, et al. Four-dimensional treatment planning and fluoroscopic real-time tumor tracking radiotherapy for moving tumors. Int. J. Radiation Oncology Biol. Phys., Vol. 48, No. 2, pp. 435–442, 2000

[15] Shirato H, Harada T, Harabayashi T, et al. Feasibility of insertion/implantation of 2.0mm-diameter gold internal fiducial markers for precise setup and real-time tumor tracking in radiotherapy. Int. J. Radiation Oncology Biol. Phys., Vol. 56, No. 1, pp. 240–247, 2003

[16] Rodebaugh R, Crownover R, Weinhous M, et al. The Accuracy of Tracking Lung Tumors with the Cyberknife. Int. J. Radiation Oncology Biol. Phys., Vol. 51, No. 3, Supplement 1, 2001

[17] Beddar A, Kainz K, Briere T, et al. Correlation between internal fiducial tumor motion and external marker motion for liver tumors imaged with 4D-CT. Int. J. Radiation Oncology Biol. Phys., Vol. 67, No. 2, pp. 630–638, 2007

[18] Report off AAPM Task Group 76. The management of respiratory motion in radiation oncology. AAPM report no. 91, 2006

[19] Chi P, Balter P, Luo D, Mohan R, Pan T. Relation of external surface to internal tumor motion studied with cine CT. Med. Phys. 33 (9), 2006

[20] Hugo G, Agazaryan N, Solberg T. An evaluation of gating window size, delivery method, and composite field dosimetry of respiratory-gated IMRT. Med. Phys. 29 (11), 2002

[21] Langen K, Jones D. Organ motion and its management. Int. J. Radiation Oncology Biol. Phys., Vol. 50, No. 1, pp. 265–278, 2001

[22] Hugo G, Agazaryan N, Solberg T. The effects of tumor motion on planning and delivery of respiratory-gated IMRT. Med. Phys. 30 (6), 2003

[23] Killoran JH, Kooy HM, Gladstone DJ, et al. Beard CJ., A numerical simulation of organ motion and daily setup uncertainties: Implications for radiation therapy. Int. J. Radiation Oncology Biol. Phys., Vol. 37, No. 1, pp. 213-221, 1997

[24] Engelsman M, Damen EM, De Jaeger K, et al. The effect of breathing and setup errors on the cumulative dose to a lung tumor. Radioth Oncology 60, pp. 95-105, 2001

[25] American Cancer Society, Cancer Facts and Figures 2004, www.cancer.org

[26] Machtay, M, Higher BED is associated with improved local-regional control and survival for NSCLC treated with chemoradiotherapy: An RTOG analysis. Int. J. Radiation Oncology Biol. Phys., Vol. Vol. 63, No. 2, pp. 66, 2005

[27] Van de Steene J, Linthout N, de Mey J, et al. Definition of gross tumor volume in lung cancer: inter-observer variability. Radiother Oncol 62(1), pp. 37–49. 2002

[28] Giraud P, Elles S, Helfre S, et al. Conformal radiotherapy for lung cancer: different delineation of the gross tumor volume (GTV) by radiologists and radiation oncologists. Radiother Oncol 2002 62(1):27–36.

[29] Bowden P, Fisher R, Mac Manus M, et al. Measurement of lung tumor volumes using three-dimensional computer planning software. Int. J. Radiation Oncology Biol. Phys., Vol. 53 No. 3, pp. 566–573, 2002

[30] Senan S, van Sornsen J, de Koste M, et al. Evaluation of a target contouring protocol for 3D conformal radiotherapy in non-small cell lung cancer. Radiother Oncol 53(3), pp. 247–255, 1999

[31] Verellen D, Soete G, Linthout N, et al. Quality assurance of a system for improved target localization and patient set-up that combines real-time infrared tracking and stereoscopic X-ray imaging. Radiother Oncol 67, pp. 129-141, 2003

[32] Yan H, Yin FF, Kim JH. A phantom study on the positioning accuracy of the Novalis Body system. Med. Phys. 30, pp. 3052-3060, 2003

[33] Christensson J, Korreman S. Phantom dose measurements for the ExacTrac x-ray 6D positioning system. Posterpräsentation ESTRO 2006

[34] Wu H, Zhao Q, Berbeco R, Nishioka S, Shirato H, Jiang S. Gating based on internal/external signals with dynamic correlation updates. Phys. Med. Biol. 53 (2008) 7137–7150

[35] Burnetta S, Sixel K, Cheungad F, Hoisak J. A study of tumor motion management in the conformal radiotherapy of lung cancer. Radiother Oncol 86, Issue 1, pp 77-85, 2008

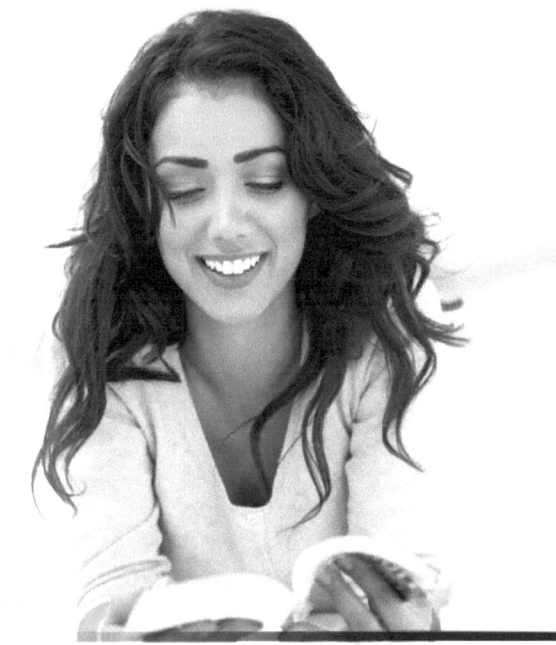

i want morebooks!

Buy your books fast and straightforward online - at one of world's fastest growing online book stores! Environmentally sound due to Print-on-Demand technologies.

Buy your books online at
www.get-morebooks.com

Kaufen Sie Ihre Bücher schnell und unkompliziert online – auf einer der am schnellsten wachsenden Buchhandelsplattformen weltweit! Dank Print-On-Demand umwelt- und ressourcenschonend produziert.

Bücher schneller online kaufen
www.morebooks.de

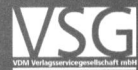

VDM Verlagsservicegesellschaft mbH
Heinrich-Böcking-Str. 6-8   Telefon: +49 681 3720 174   info@vdm-vsg.de
D - 66121 Saarbrücken   Telefax: +49 681 3720 1749   www.vdm-vsg.de

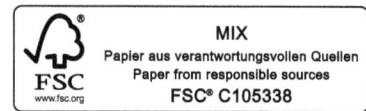

Printed by Books on Demand GmbH, Norderstedt / Germany